Infiltrações
no aparelho locomotor

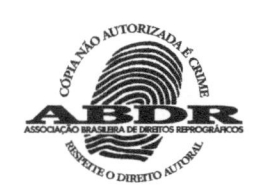

F992i Furtado, Rita.
       Infiltrações no aparelho locomotor : técnicas para realização com e sem o auxílio de imagem / Rita Furtado, Jamil Natour . – Porto Alegre : Artmed, 2011.
       180 p. ; 25 cm.

       ISBN 978-85-363-2411-1

       1. Medicina – Aparelho locomotor. I. Natour, Jamil. II. Título.

       CDU 611.7

Catalogação na publicação: Ana Paula M. Magnus – CRB-10/Prov-009/10

Infiltrações
no aparelho locomotor

Técnicas para
realização com
e sem o auxílio
de imagem

Rita Furtado
Médica Reumatologista e Fisiatra
Assistente Doutora da Disciplina de Reumatologia da Universidade
Federal de São Paulo – Escola Paulista de Medicina (UNIFESP – EPM).

Jamil Natour
Médico Reumatologista
Professor Adjunto Livre Docente da Disciplina de Reumatologia da Universidade
Federal de São Paulo – Escola Paulista de Medicina (UNIFESP – EPM).

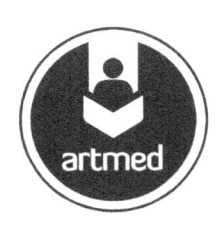

© 2011 Artmed Editora S.A.

Capa
Paola Manica

Preparação do original
Cassiano Ricardo Haag

Leitura final
Sandra da Câmara Godoy

Editora Sênior – Biociências
Cláudia Bittencourt

Editora responsável por esta obra
Laura Ávila de Souza

Projeto e editoração
Armazém Digital® Editoração Eletrônica – Roberto Carlos Moreira Vieira

Reservados todos os direitos de publicação, em língua portuguesa, à
ARTMED® EDITORA S.A.
Av. Jerônimo de Ornelas, 670 – Santana
90040-340 Porto Alegre RS
Fone (51) 3027-7000 Fax (51) 3027-7070

É proibida a duplicação ou reprodução deste volume, no todo ou em parte,
sob quaisquer formas ou por quaisquer meios (eletrônico, mecânico, gravação,
fotocópia, distribuição na Web e outros), sem permissão expressa da Editora.

SÃO PAULO
Av. Embaixador Macedo de Soares, 10.735 – Pavilhão 5
Cond. Espace Center – Vila Anastácio
05095-035 São Paulo SP
Fone (11) 3665-1100 Fax (11) 3667-1333

SAC 0800 703-3444

IMPRESSO NO BRASIL
PRINTED IN BRAZIL

Agradecimentos

Agradecemos aos médicos da Disciplina de Reumatologia e do Departamento de Diagnóstico por Imagem da Universidade Federal de São Paulo, cujo convívio propiciou discussões, dúvidas e buscas pela verdade científica que muito contribuíram para criar o ambiente no qual se desenvolveu este livro. Nossa admiração especial a André Rosenfeld, Sonia de Aguiar Vilela Mitraud e Artur da Rocha Corrêa Fernandes.

A Maria Antônia, Geraldo e Tásia
A Wilson, Lucas e Matias
RF

A Paola e Julia
JN

Apresentação

Apesar de sua reconhecida importância no diagnóstico e no tratamento das enfermidades musculoesqueléticas, as artrocenteses e as infiltrações articulares e periarticulares não vêm sendo regularmente realizadas.

Enquanto as artrocenteses desempenham um papel relevante na elucidação diagnóstica, principalmente das artrites microcristalinas e infecciosas, as infiltrações articulares e periarticulares são, muitas vezes, a maneira mais apropriada para o manejo terapêutico de diversas condições do aparelho locomotor. Contudo, a falta de profissionais adequadamente treinados e de uma literatura prática, abrangente e acessível dificulta o aprendizado dos procedimentos invasivos diagnósticos e terapêuticos no aparelho locomotor. Fruto de muita experiência prática e interesse científico, esta obra chega em boa hora para mostrar aos médicos uma maneira de agregar valor ao seu trabalho e aliviar o sofrimento dos pacientes acometidos por enfermidades do aparelho locomotor.

Infiltrações no aparelho locomotor: técnicas para realização com e sem o auxílio de imagem apresenta uma visão clara e objetiva da importância das infiltrações e das técnicas usadas para sua realização. A Parte I traz considerações gerais sobre o tema, incluindo indicações, contraindicações, terminologia e fármacos mais comumente empregados. Cada uma das modalidades é amplamente discutida, com detalhamento dos benefícios alcançados e das estruturas envolvidas. São também apresentadas as técnicas de imagem específicas que podem ser empregadas, com informações sobre quando utilizá-las e sobre suas vantagens e desvantagens. A Parte II detalha os procedimentos conforme a articulação envolvida, fornecendo informações preciosas para aqueles leitores que pretendem se iniciar nessa arte e reforçando conceitos para aqueles que já se dedicam a essa modalidade terapêutica.

Em resumo, este livro reflete seus autores: é prático, objetivo e apresenta conceitos sólidos, decorrentes da experiência prática e teórica que gerou artigos e trabalhos internacionais de grande qualidade e relevância.

Artur da Rocha Corrêa Fernandes
Professor Associado do Departamento de Diagnóstico por
Imagem da Universidade Federal de São Paulo (UNIFESP).

Geraldo da Rocha Castelar Pinheiro
Professor Adjunto da Disciplina de Reumatologia da Universidade do Estado do
Rio de Janeiro (UERJ). Presidente da Sociedade Brasileira de Reumatologia (SBR).

Prefácio

Neste livro, resumimos nossa experiência de muitos anos em procedimentos invasivos terapêuticos e diagnósticos no aparelho locomotor.

Essa experiência foi obtida nos ambulatórios da Universidade Federal de São Paulo, no Hospital Cochin, em Paris, e, sobretudo, advém de um grande interesse em sistematizar e produzir evidências científicas que comprovem o verdadeiro papel dessas intervenções.

Muitos desses procedimentos, consagrados pelo uso, raramente são avaliados por estudos de qualidade que comprovem sua real efetividade, sendo baseados na experiência da comunidade de profissionais de cada região.

Por serem pouco invasivas e bem toleradas, as infiltrações e punções, intra ou periarticulares, tornam-se importantes armas para o diagnóstico e tratamento de pacientes, sobretudo aqueles com doença inflamatória osteoarticular. São coadjuvantes valiosos em tratamentos que incluem várias condutas, medicamentosas ou não, fazendo parte do conceito de multiplicidade de intervenções precoces em pacientes que potencialmente podem evoluir para perdas funcionais irreversíveis.

Atualmente, as intervenções no aparelho locomotor abrangem uma série de procedimentos, que vão desde uma simples infiltração intra-articular nos joelhos até procedimentos possíveis apenas com o auxílio de métodos de imagem.

Este livro mostra de maneira prática e simples os procedimentos osteoarticulares mais comuns da prática médica.

Rita Furtado
Jamil Natour

Sumário

PARTE I
Considerações gerais sobre infiltrações no aparelho locomotor

1. Importância das infiltrações no aparelho locomotor na prática clínica 15
2. Conceitos básicos para realização de infiltrações intra-articulares e periarticulares 17
3. Fármacos utilizados em infiltrações no aparelho locomotor 23
4. Infiltrações guiadas por imagem 29

PARTE II
Técnicas de infiltração

5. Infiltrações apendiculares de membro superior 37
   - 5.1 Ombro 37
   - 5.2 Cotovelo 53
   - 5.3 Mão 63
6. Infiltrações apendiculares de membro inferior 91
   - 6.1 Quadril 91
   - 6.2 Joelho 107
   - 6.3 Pé 121
7. Infiltrações axiais 155
   - 7.1 Infiltrações intra-articulares 155
   - 7.2 Infiltrações extra-articulares 169

Referências 177

Parte I
CONSIDERAÇÕES GERAIS SOBRE INFILTRAÇÕES NO APARELHO LOCOMOTOR

Nesta parte, são descritos os conceitos básicos, os fármacos e os métodos utilizados nas infiltrações. A boa indicação e a observação desses conceitos influenciam bastante os resultados obtidos. Muitas vezes, maus resultados em procedimentos tecnicamente bem realizados se devem à má indicação e à escolha de fármacos menos eficazes.

1
Importância das infiltrações no aparelho locomotor na prática clínica

A intervenção musculoesquelética é uma das práticas que auxiliam a abordagem, tanto diagnóstica como terapêutica, do comprometimento osteoarticular, principalmente das doenças inflamatórias. Atualmente, a intervenção musculoesquelética, visando às enfermidades inflamatórias e osteodegenerativas, abrange uma série de procedimentos, que vão desde as habituais infiltrações intra-articulares (IIAs) apendiculares com corticosteroides, radioisótopos ou ácido hialurônico, passando por infiltrações de articulações mais profundas – como as do quadril, do ombro e do médio-pé –, por infiltrações axiais – como as peridurais, de articulações dos processos articulares (zigoapofisárias), do forame intervertebral e intradiscal –, até procedimentos diagnósticos invasivos – como biópsia sinovial, óssea, muscular e de glândula salivar.

Todos esses procedimentos formam um conjunto de intervenções (Quadro 1.1) muito pertinentes às especialidades médicas que tratam clinicamente as doenças do aparelho locomotor, pela habilidade desses especialistas em lidar com a semiologia osteomusculoligamentar. Esses procedimentos "armam" o médico para o diagnóstico de casos difíceis e para a otimização do seu tratamento.

Este livro se destina à abordagem teórico-prática dos procedimentos terapêuticos osteoarticulares mais frequentes na prática clínica. Nele há considerações sobre os principais fármacos utilizados para a realização de infiltrações no aparelho locomotor, técnicas para realização desses procedimentos, dicas práticas para otimizar a *performance* no momento da realização deles e descrição da abordagem teórico-prática das infiltrações guiadas por imagem.

Deve-se enfatizar que é objetivo deste livro aproximar ao máximo o conhecimento teórico sobre a intervenção musculoesquelética à prática clínica diária das especialidades que lidam com enfermidades do aparelho locomotor. Portanto, todos os conceitos e figuras apresentados são frutos de pesquisa, prática clínica e captação de imagens realizadas por uma equipe de médicos "clínicos" que têm, como subespecialidade, a "intervenção musculoesquelética".

A terminologia utilizada segue as normas da Terminologia Anatômica Internacional.

| QUADRO 1.1 | PRINCIPAIS PROCEDIMENTOS DIAGNÓSTICOS E TERAPÊUTICOS DO APARELHO LOCOMOTOR PERTINENTES À PRÁTICA CLÍNICA |

Procedimentos diagnósticos		Procedimentos terapêuticos	
Intra-articulares	**Periarticulares**	**Intra-articulares**	**Periarticulares**
■ Artrocentese diagnóstica	■ BGS	■ IIA c/ CE	■ IPA c/ CE
■ Biópsia sinovial	■ Biópsia óssea	■ IIA c/ hialuronato	■ Injeção peridural c/ CE
	■ Biópsia muscular	■ IIA c/ radioisótopos	■ Punção-aspiração de calcificações
		■ Lavagem articular	■ Aponevrotomia por agulha (Dupuytren)
			■ Injeção de TBA p/ síndrome miofascial
			■ Injeção de forame intervertebral c/ CE

Procedimentos às cegas	Procedimentos guiados por imagem
■ A maioria dos procedimentos apendiculares ■ Biópsias: sinovial, óssea, muscular, BGS ■ Lavagem articular	Procedimentos em articulações ou estruturas profundas. Mais frequentemente com auxílio de: ■ Radioscopia ■ Ultrassonografia

IIA, infiltração intra-articular; IPA, infiltração periarticular; TBA, toxina botulínica tipo A; BGS, biópsia de glândula salivar; CE, corticosteroide.

2
Conceitos básicos para realização de infiltrações intra-articulares e periarticulares

INFILTRAÇÕES INTRA-ARTICULARES

As infiltrações intra-articulares (IIAs) foram introduzidas na prática médica por Thorn, com o primeiro relato de IIA com cortisona, não publicado, mas comunicado pessoalmente a Hollander. Este, por sua vez, indexou, em 1951, o primeiro estudo utilizando a hidrocortisona por via intra-articular em pacientes com várias enfermidades reumatológicas. Nesse estudo, foram observados aparecimento de sinovite medicamentosa exuberante em alguns casos e duração média de efeito do procedimento de 6 a 13 dias em pacientes com artrite reumatoide (AR), dependendo da articulação infiltrada.[1]

Desde então, as IIAs têm feito parte da prática médica, que, utilizando uma gama de fármacos intra-articulares diferentes, otimizando a ação de fármacos já conhecidos e criando novas técnicas de procedimentos, pôde se diferenciar na abordagem de casos osteomusculares refratários, principalmente de sinovites crônicas.

Esses procedimentos são também conhecidos como "sinovectomias químicas", "sinoviórtese", "sinoviólise" ou, ainda, "sinovioterapia" e têm como objetivo destruir ao máximo as enfermidades da sinóvia, sejam elas inflamatórias, proliferativas ou de depósito.

Apesar de muito frequentes na prática médica, existem poucos trabalhos controlados e prospectivos que avaliem a efetividade desse procedimento. Sem dúvida, a grande maioria das IIAs foi e continua sendo realizada com corticosteroides, que são fármacos habitualmente usados por outras vias no controle da atividade inflamatória articular.

Apesar de alguma discordância entre autores, existem algumas indicações universalmente aceitas para a utilização da IIA em pacientes com doença articular inflamatória crônica:

- No controle de sinovite pauciarticular;
- No controle das articulações residuais mais inflamadas durante um quadro de atividade poliarticular em pacientes portadores de doença inflamatória articular crônica;
- Em grandes articulações de pacientes com AR, pode-se acrescentar o uso de IIA como teste terapêutico quando não há certeza da causa da dor articular;
- Em articulações com osteoartrite secundária exuberante de pacientes com contraindicação absoluta de protetização pelos riscos clínicos da cirurgia;
- Quando se deseja retardar a protetização da articulação.

Existem situações em que se observa falha da IIA. Como causa de falha no procedimento, existem algumas condições potenciais, a saber:

- Técnica inadequada com perda do fármaco para o meio extra-articular;
- Presença de septos intra-articulares dificultando a difusão uniforme esperada do fármaco na cavidade intra-articular;
- Uso de fármaco inadequado (como corticosteroide de curta duração);
- Doença com atividade sistêmica ou poliarticular exuberante em que apenas uma articulação é infiltrada.

Como em qualquer procedimento invasivo, existem algumas complicações que podem estar associadas à IIA (principalmente com corticosteroides atrofiantes). Segundo Gray e Gotllieb[2] e Bird,[3] as complicações mais frequentemente citadas seriam as seguintes:

- Atrofia e/ou hipocromia cutânea (por perda do hexacetonide de triancinolona para o meio extra-articular), ruptura de tendão, hemartrose, lesão neural, artrite séptica, aceleração da degeneração cartilagínea (ainda não confirmada por trabalhos controlados), sinovite autolimitada induzida pelo cristal de corticosteroide, calcificação periarticular (identificada por radiografia), osteonecrose (associação com IIA ainda não baseada em evidência) e paresia de musculatura periarticular.

Efeitos sistêmicos são inegáveis, sobretudo com preparações solúveis de corticosteroides, sendo observada na prática médica a melhora da inflamação de articulações a distância, eosinopenia, detecção do fármaco infiltrado no plasma (principalmente se corticosteroide solúvel) e diminuição do cortisol plasmático após o procedimento.

Quanto às complicações sistêmicas, os eventos mais citados são:

- Rubor facial, cefaleia, reação de hipersensibilidade ao corticosteroide (raro) ou ao veículo, metrorragia e hipercortisolismo.

As contraindicações absolutas e relativas para a realização de uma IIA são as seguintes:

- Absolutas: artrite séptica, bacteremia, celulite periarticular, hipersensibilidade ao veículo da medicação injetada, fratura osteocondral, prótese articular, osteomielite adjacente, endocardite bacteriana e distúrbios graves de coagulação.
- Relativas: terapia anticoagulante, instabilidade articular, diabete melito não controlado, hemartrose e úlceras de decúbito.

A duração do efeito benéfico da IIA com corticosteroide é indefinida, e muitos trabalhos lançam dados divergentes de acordo com variáveis como idade e repouso articular. Com o hexacetonide de triancinolona demonstrou-se manutenção da ação desse procedimento por um período de 90 dias até 7 anos (em casos de pacientes poli-infiltrados). Em crianças com artrite idiopática juvenil (AIJ), existem relatos provenientes de trabalhos abertos que demonstram manutenção da melhora da sinovite pós-IIA em 60 a 82% dos pacientes por mais de 6 meses, de 45 a 67% por mais de 1 ano, e de 58% de melhora por mais de 2 anos.

Pelo receio de uma potencialização na degeneração articular (dado ainda não confirmado por evidência científica), recomenda-se um intervalo de pelo menos 3 meses entre IIAs em uma mesma articulação.

A superioridade da IIA monoarticular com corticosteroide (hexacetonide de triancinolona) em relação ao seu uso sistêmico foi confirmada por promover melhora rápida e consistente de variáveis articulares locais (dor, edema e rigidez matinal no joelho), sem provocar efeitos colaterais locais ou comprometer variáveis sistêmicas. A superioridade da poli-infiltração com corticosteroide sobre a administração sistêmica do fármaco já havia sido sugerida em pacientes com AR pelos trabalhos abertos realizados por McCarty[4] e McCarty e colaboradores[5] com hexacetonide de triancinolona e por Proudman e colaboradores[6] com metilprednisolona. Essa superioridade foi confirmada no estudo controlado de Furtado, Oliveira e Natour,[7] que concluiu que a poli-infiltração com hexacetonide de triancinolona em pacientes com AR foi superior ao uso sistêmico de acetonide de triancinolona, a médio prazo, quanto à variação da dosagem sérica do hormônio adrenocorticotrófico (ACTH), ao menor número de articulações dolorosas e de efeitos colaterais sistêmicos, à atividade da doença segundo o paciente e, a curto prazo, nos critérios de melhora da atividade da doença conforme o American College of Rheumatology (ACR)[8] – 20, 50 e 70%.

As IIAs podem ser realizadas às cegas, no consultório médico, ou com auxílio de imagem, habitualmente em ambiente hospitalar.

Para o sucesso das IIAs, é necessário, obviamente, que o espaço intra-articular seja adequadamente atingido, e isso é facilmente percebido com a visualização do refluxo de líquido sinovial. No entanto, em articulações com proliferação apenas sinovial, pode-se não conseguir realizar a aspiração desse líquido.

Teoricamente, qualquer articulação pode ser submetida a uma infiltração, desde que se conheça a anatomia locorregional com seus reparos anatômicos e recessos capsulares, isso tudo associado a meios de imagem que possibilitem a abordagem de articulações profundas.

Para uma otimização do efeito desses procedimentos, algumas considerações prévias devem ser lembradas.

Na quase totalidade das IIAs, o paciente deve se encontrar em repouso, ou seja, em decúbito dorsal, na tentativa de se evitar desautonomias no momento do procedimento. Apesar de serem procedimentos pouco dolorosos, para pacientes mais sensíveis pode-se orientar o uso de anestésico tópico em forma de creme no local com 40 minutos de antecedência.

As IIAs, exceto para coluna vertebral e para articulações do quadril, podem ser executadas após uma assepsia comum, realizada com povidine tópico ou clorexidine e luvas de procedimento, obviamente com seringas e agulhas estéreis e descartáveis.

É muito importante a utilização de seringas de rosca para a realização desses procedimentos. Quando bem conectadas à agulha, evitam a soltura e a perda do conteúdo a ser infiltrado em procedimentos nos quais ocorre difícil penetração do líquido no ambiente intra-articular. Devem-se utilizar seringas de pequeno porte (5 mL e 10 mL), reservando-se as seringas de 20 mL apenas para artrocenteses de articulações com derrames articulares de grandes volumes. O manuseio de seringas de grande porte exige maior força e diminui o desempenho manual no momento do procedimento.

O tamanho das agulhas varia de acordo com o porte e a profundidade da articulação. A escolha adequada otimiza o procedimento e minimiza o desconforto do paciente.

O uso de anestésico para bloqueio regional prévio ao procedimento geralmente é desnecessário e aumenta o desconforto local no momento da penetração cutânea da agulha utilizada em uma IIA bem-sucedida. No entanto, em quase todas as articulações a serem infiltradas, é interessante que a seringa que aborda inicialmente o espaço intra-articular contenha apenas lidocaína a 2% sem vasoconstritor. Esse fármaco servirá muito mais para se explorar e se certificar da penetração no espaço intra-articular (infusão sem resistência) do que para a anestesia em si. Quando se desconecta essa primeira seringa da agulha bem posicionada e se observa o refluxo da lidocaína ou do líquido sinovial, tem-se a certeza da localização adequada no espaço intra-articular. Uma segunda seringa, geralmente com corticosteroide, pode ser então conectada à agulha para a finalização do procedimento.

A seringa com o fármaco a ser infiltrado deve sempre conter 0,5 a 1 mL de ar a ser injetado no final do procedimento, que servirá para o preenchimento do túnel deixado pela agulha e ajudará a evitar, por exemplo, o refluxo cutâneo do corticosteroide injetado e suas consequências. Essas manobras para evitar o refluxo do corticosteroide, principalmente em articulações como o punho, podem ser facilitadas com a utilização de uma conexão (torneira) de três vias. Em uma das vias, conecta-se a seringa com lidocaína a 2%, na outra via, a seringa com a medicação propriamente dita (habitualmente o corticosteroide) (Fig. 2.1). As infusões dos dois fármacos ficam, portanto, independentes, facilitando uma infusão final de lidocaína após a infusão do corticosteroide para evitar o refluxo deste no momento de se retirar a agulha.

As IIAs com corticosteroide devem sempre ser realizadas com hexacetonide de triancinolona com a intenção de provocar uma sinovectomia química, pois se trata do fármaco com o melhor efeito anti-inflamatório e atrofiante de sinóvia de acordo com Anttinen e Oka,[9] Proudman e colaboradores[6] e Blyth e colaboradores.[10] Outros produtos podem estar indicados para esse procedimento, como ácido hialurônico para viscossuplementação e fármacos radioisotópicos para sinovectomia radioisotópica (ver Cap. 3).

O paciente deve ser lembrado, antes da realização de IIA, que deverá permanecer em repouso articular por no mínimo 48 horas após a intervenção com corticosteroide ou radioisótopo. Trata-se da tentativa de retardar a absorção do produto injetado. Esse repouso poderá ser realizado por meio de órteses, talas improvisadas no momento do procedimento (p. ex., com abaixadores de língua de madeira) ou mesmo repouso no leito, dependendo da articulação abordada.

INFILTRAÇÕES PERIARTICULARES

As infiltrações periarticulares (IPAs) podem ser um recurso valioso no tratamento de processos inflamatórios de partes moles refratárias ao tratamento sistêmico ou mesmo à primeira escolha em certas situações. É útil também na abordagem de distúrbios inflamatórios refratários na vizinhança de estruturas nervosas (Quadro 2.1).

Nesses procedimentos, a estrutura a ser atingida não é a cavidade articular, e sim estruturas periarticulares, como bolsas, bainhas tendíneas, ênteses e fáscias, ou estruturas perinervosas.

Em algumas situações, como nas tendinites, deve-se lembrar de sempre depositar o fármaco em região muito próxima à inflamada, e nunca infiltrar o tecido intratendíneo em si, para evitar rupturas indesejadas. Nas entesites e bursites, a agulha deve encontrar o periósteo adjacente e fazer movimentos em leque enquanto se introduz a medicação. Em casos de infiltrações em estruturas perinervosas, ao menor sinal de parestesia ou dor referida, a agulha deve ser reposicionada antes de o fármaco ser injetado, evitando-se, assim, lesão nervosa temporária ou permanente.

Para uma maior praticidade no momento da intervenção, ao contrário da maioria das IIAs, nas IPAs o fármaco injetado (habitualmente um corticosteroide não atrofiante) pode já estar misturado à lidocaína a 2% sem vasoconstritor, na mesma seringa. O repouso da região infiltrada por 48 horas após a intervenção também deve ser aconselhado para retardar ao máximo a difusão do fármaco injetado.

Para esses procedimentos, deve ser utilizado um corticosteroide de depósito não atrofiante (ver Cap. 3). O hexacetonide de triancinolona não deve ser utilizado nas infiltrações periarticulares pelo risco real de provocar lesão de estruturas periarticulares (mesmo profundas) e cutâneas, devido à sua marcante característica atrofiante.

Procedimentos mais simples, como os anteriormente citados, podem ser realizados após uma antissepsia comum. No entanto, procedimentos mais complexos, tanto periarticulares quanto perinervosos (principalmente), como injeções peridurais e de forame intervertebral, devem ser realizados com o maior rigor possível de antissepsia (material estéril e médico paramentado).

QUADRO 2.1	ESTRUTURAS MAIS FREQUENTEMENTE BENEFICIADAS POR IPA			
Bolsas	**Bainhas tendíneas**	**Ênteses**	**Fáscias**	**Espaços**
■ Subacromial ■ Subcutânea do olécrano ■ Subcutânea trocantérica ■ Isquiática do m. glúteo máximo ■ Subcutânea pré-patelar ■ Tendínea calcânea ■ Intermetatársicas	■ Tendões dos mm. do manguito rotador ■ Tendão dos mm. abdutor longo e extensor curto do polegar ■ Tendão do m. flexor do dedo ■ Tendão do m. extensor ulnar do carpo ■ Tendão do m. tibial posterior ■ Tendões dos mm. fibulares ■ Tendão do calcâneo	■ Ângulo superior da escápula ■ Epicôndilo lateral ■ Epicôndilo medial ■ Tuberosidade da tíbia ■ Calcâneo	■ Palmar (doença de Dupuytren) ■ Plantar (fasciíte plantar; doença de Lederhose)	■ Túnel do tarso ■ Túnel do carpo ■ Intermetatársico (neuroma de Morton) ■ Espaço peridural ■ Forame intervertebral

IPA, infiltração periarticular; m., músculo; mm., músculos.

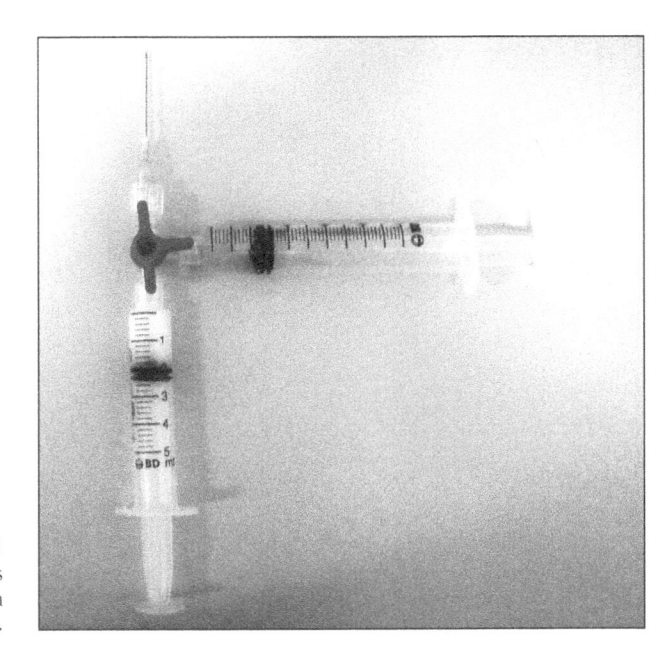

FIGURA 2.1
Torneira de três vias conectada a duas seringas, uma com lidocaína e outra com corticosteroide.

3
Fármacos utilizados em infiltrações no aparelho locomotor

CORTICOSTEROIDES

Os corticosteroides, por suas propriedades anti-inflamatórias e antiproliferativas, bem como pela sua capacidade de atrofiar a sinóvia, é a medicação mais utilizada para a realização de infiltrações intra-articulares (IIAs) e periarticulares (IPAs).

Os mecanismos de ação local atribuídos aos corticosteroides e pelos quais se justifica o seu uso intra-articular no combate local da atividade inflamatória são a diminuição da angiogênese e da migração dos neutrófilos para a cavidade articular, a redução da liberação de enzimas lisossômicas provenientes dos neutrófilos, a inibição da produção de superóxidos locais, a supressão de genes moduladores da destruição celular, a inibição das enzimas ciclo e lipoxigenase, a diminuição da produção de colagenase e o aumento da produção de proteoglicanas.

Os benefícios dessa proposta terapêutica foram descobertos ao longo dos anos e com a síntese de novos corticosteroides. O efeito das IIAs com corticosteroides em pacientes com artrite reumatoide (AR) foi observado com muitas apresentações, como dexametasona, acetato de metilprednisolona, acetato e fosfato de betametasona e acetato de prednisolona.

Com o domínio da técnica e o melhor entendimento da biodisponibilidade intra-articular dos corticosteroides, percebeu-se que o efeito da IIA era mais duradouro quanto maior fosse o tempo de permanência do fármaco no ambiente intra-articular, e que esse tempo estava diretamente relacionado à insolubilidade do corticosteroide. Vem dessa constatação a criação dos ésteres de triancinolona, que são corticosteroides sintetizados a partir da introdução de um composto fluorado à prednisolona, que lhe confere maior potência, e de um sal acetonado, que diminui sua solubilidade e prolonga sua ação. Existem sob a forma de acetonide, diacetonide e hexacetonide e, por serem os corticosteroides com a menor solubilidade (Tab. 3.1), possuem maior tempo de ação e melhor resposta para o uso intra-articular, de acordo com Bird[3] e Derendorf e colaboradores.[11]

O hexacetonide de triancinolona (HT) apresenta solubilidade de 0,0002 a 0,0004% em água a 25°C e completo *clearence* da cavidade articular em período superior a 2 semanas. Apresenta-se habitualmente com concentração de 20 mg/mL. A dose de equivalência, quando comparada à prednisona, é de 4:5, assim como o acetonide de triancinolona (AT) e a metilprednisolona. Entretanto, apresenta o inconveniente de não poder ser administrado por via intramuscular (IM) nem por via intravenosa. Já o AT pode ser usado pela via IM.

A absorção sistêmica do corticosteroide é inegável, e existem relatos de eventos como *flush* facial, cefaleia, reação de hipersensibilidade ao corticosteroide (raro) ou ao seu veículo, metrorragia e hipercortisolismo após IIA.

TABELA 3.1	Solubilidade de alguns corticosteroides utilizados em IIA
Corticosteroide	**Solubilidade (% wt/vol)**
Acetato de hidrocortisona	0,002
Acetato de metilprednisolona	0,001
Terbutato de prednisolona	0,001
Acetato de triancinolona	0,004
Hexacetonide de triancinolona	0,0002

IIA, infiltração intra-articular.

Em um estudo de farmacocinética pós-IIA, observou-se que a média de tempo de permanência intra-articular do HT, do AT e da betametasona é, respectivamente, 6 dias, 3,75 dias e 2,8 dias. Detectou-se nível sérico de triancinolona e de betametasona após a IIA, respectivamente, por 15 dias e 6,3 dias, observando-se *clearence* total da articulação de todos os três fármacos. Após 3 dias da IIA, somente 35 a 40% da dose de HT é absorvida do ambiente intra-articular em comparação com 58 a 67% de AT e 78% de betametasona.[11]

Apesar de o procedimento de IIA ser utilizado há mais de cinco décadas e o HT ser conhecido como a melhor opção para essa modalidade terapêutica, são poucos os trabalhos comparando a IIA de corticosteroides a outros tratamentos sistêmicos, seja por via oral ou parenteral. A maioria deles comparou o uso do HT com outros corticosteroides, como succinato de hidrocortisona, AT, metilprednisolona e prednisolona, e demonstrou superioridade inquestionável do HT em relação à intensidade e à duração de efeito na melhora da sinovite em pacientes com AR, assim como menor incidência de efeitos colaterais sistêmicos.[12-16]

Outros trabalhos controlados com HT em pacientes reumatoides compararam o efeito desse fármaco apenas em relação ao uso intra-articular de outros fármacos não corticosteroides com ação anti-inflamatória ou antiproliferativa sinovial, mais uma vez demonstrando a superioridade do HT na maioria das variáveis estudadas, com exceção da rifampicina, na qual o efeito terapêutico, assim como os efeitos colaterais locais do HT, foram potencializados com o seu acréscimo.[9,10,17,18]

Drogas anti-TNF-α (fator de necrose tumoral alfa) introduzidas pela via intra-articular já foram avaliadas para o tratamento de sinovite refratária de joelho em pacientes com AR. Em trabalhos abertos, esses fármacos não apresentaram benefício em AR. Em um trabalho controlado comparando o uso de anti-TNF-α *versus* corticosteroide (etanercept *versus* metilprednisolona) pela via intra-articular, não houve diferença entre os grupos. Portanto, o benefício do uso do HT pela via intra-articular já é bem estabelecido se comparado a outros corticosteroides, bem como quando comparado a outros fármacos.[19]

O uso de corticosteroide para a via periarticular não pode se basear nos mesmos conceitos utilizados para a via intra-articular. Não se pode esquecer que o corticosteroide é, por si, um fármaco atrofiante, cujo poder varia de acordo com sua administração. Pela via periarticular deve ser utilizado um corticosteroide de depósito não atrofiante, como a betametasona, a dexametasona ou a metilprednisolona.

O AT também é uma opção para a via periarticular. No entanto, deve-se lembrar que ele pode provocar lesões atrofiantes leves a moderadas se injetado muito superficialmente (p. ex., no tecido subcutâneo). Deve ser reservado, portanto, para infiltrações periarticulares profundas (p. ex., bolsas profundas). O HT **jamais** deve ser utilizado nas infiltrações periarticulares pelo risco real de provocar lesão de estruturas periarticulares (mesmo profundas) e cutâneas, devido à sua marcante característica atrofiante.

RADIOISÓTOPOS

A sinovectomia com o uso de radioisótopos (sinoviórtese) foi utilizada pela primeira vez em 1952 e é amplamente usada na Europa. Como a cartilagem é naturalmente hipóxica e radiorresistente, esse tipo de abordagem é interessante, porque promove sinovectomia segura e mais agressiva, uma vez que essas substâncias são de pequeno tamanho (2 a 10 μm) (facilitam a fagocitose pelos sinoviócitos, apresentam menor escape extra-articular e efeito radioativo sistêmico), são capazes de emitir radiação β e têm meia-vida curta.

Os radiofármacos mais utilizados para a radiossinovectomia são o ^{90}I (ítrio) (emissão de radiação β, usado principalmente em grandes articulações); ^{186}Re (rênio) (emissão de radiação β e γ, utilizado em médias articulações); ^{169}Er (érbio) (emissão β, usado em pequenas articulações). No Brasil temos atualmente a possibilidade de fabricação do ^{153}SmPHYP (samário hidroxiapatita) (emissão de radiação β e γ) (Tab. 3.2).

O radiofármaco com propriedade de emissão de radiação β tem penetração em tecidos moles e pode ser administrado por via intra-articular para promover necrose das camadas sinoviais e preservação da integridade da cartilagem adjacente.

A principal indicação da radiossinovectomia é o tratamento da sinovite da AR que não respondeu a pelo menos uma IIA com HT. Ela pode ser utilizada também para o tratamento de outras artropatias refratárias (artrite hemofílica, artropatia por deposição de cristais de pirosfosfato de cálcio, sinovite vilonodular pigmentar e sinovite persistente após colocação de prótese).

As vantagens da sinovectomia radioisotópica em relação à cirúrgica são o menor custo e o menor tempo de hospitalização, bem como o fato de ser um procedimento menos invasivo e com menor número de complicações. A combinação de cirurgia e sinovectomia com ^{90}Y para sinovite vilonodular pigmentada extensa é considerada segura e eficaz.

Antes de se realizar a sinovectomia radioisotópica, algumas recomendações devem ser seguidas, tais como:

- intervalo de 2 a 6 semanas entre a radiossinovectomia e procedimentos como artroscopia ou cirurgia articular;
- repetição do procedimento em intervalo superior a 6 meses;
- realização da intervenção em ambiente de medicina nuclear por profissional qualificado;
- respeito às normas de biossegurança para manuseio do material radiativo;
- realização do procedimento sob radioscopia, exceto para o joelho;

TABELA 3.2	Radiofármacos mais utilizados para sinovectomia radioisotópica		
Radioisótopo	Meia-vida	Energia máxima (Mev)	Penetração máxima (mm)
^{169}Er	9,5 dias	0,34	1
^{186}Re	3,7 dias	0,98	3,7
^{90}I	2,7 dias	2,2	11
^{165}Dy	2,4 horas	1,3	5,7
^{153}SmPHYP	1,9 dias	0,29	3,1

- uso concomitante do HT para evitar sinovite reativa e prolongar o tempo do fármaco na articulação;
- repouso articular com órtese, após a intervenção, por 48 horas.

Os efeitos adversos relatados na literatura são hemorragia local, infecções, necrose de partes moles, reações alérgicas e febre. São poucos os estudos controlados com sinovectomia radioisotópica, mas existem evidências da superioridade do érbio-169 e do rênio-186 em relação à infiltração com corticosteroide. Em metanálise com 2.190 articulações tratadas prospectivamente com sinovectomia radioisotópica, observaram-se melhores resultados em pacientes hemofílicos com sinovite vilonodular pigmentada e em pacientes reumatoides sem alteração degenerativa.[20]

Muito utilizada na Europa, a radiossinovectomia é um procedimento aparentemente mais efetivo que a sinovectomia química isolada com corticosteroide. No entanto, ainda não se confirmou a superioridade do conjunto de radioisótopos utilizados para esse fim em relação ao HT.

Recentes trabalhos com samário-153 hidroxiapatita (^{153}SmPHYP) têm sido desenvolvidos,[21,22] inclusive no Brasil,[23] onde já existe tecnologia e produção desse fármaco (Instituto de Pesquisas Energéticas e Nucleares – IPEN). Apesar de não ter sido efetivo para promover sinovectomia radioisotópica em joelho de pacientes com AR,[23] especula-se que esse fármaco possa ser útil em associação ao HT, principalmente em articulações de médio porte (cotovelos, punhos, tornozelos), pois apresenta penetração tecidual semelhante à do ^{186}Re (3,1mm).

VISCOSSUPLEMENTAÇÃO

A viscossuplementação é a utilização intra-articular do ácido hialurônico (AH) ou de seus derivados, principalmente em pacientes com osteoartrite (OA). Tem como finalidade melhorar a concentração intra-articular de AH e consequentemente restaurar a viscoelasticidade do líquido sinovial. No entanto, o AH apresenta também propriedades analgésicas e anti-inflamatórias quando injetado por essa via.

O hialuronato de sódio é um polissacarídeo natural, formado pela repetição de duas unidades de dissacarídeos (ácido glicurônico e n-acetilglicosamina, ligados por pontes glicosídicas), que funciona como lubrificante e como suporte viscoelástico. Atua inibindo a liberação de ácido araquidônico, diminui o metabolismo das proteoglicanas e a produção de prostaglandinas E2 pelo estímulo da interleucina-1, assim como modula a proliferação, a migração e a fagocitose de leucócitos.

Devido à pequena meia-vida intra-articular, promove resposta lubrificante e biomecânica fugaz, e acredita-se que seus efeitos a longo prazo sejam decorrentes da ação anti-inflamatória, da inibição da atividade de neurorreceptores, da alteração do metabolismo da cartilagem e do comportamento do sinoviócito.

Existem estudos científicos demonstrando a ação dos derivados do AH na promoção de analgesia, condroproteção, inibição celular e de citocinas e aumento da síntese do próprio AH e de proteoglicanas.[24,25]

De modo geral, a concentração do AH é de 10 mg/mL na maioria das apresentações. Nas articulações de grande e médio porte, utiliza-se uma dose de 2 a 2,5 mL, e, nas de pequeno porte, como as interfalângicas, a dose recomendada é de 0,3 a 0,5 mL. Existem formulações de alto peso molecular ($6,0 \times 10^6$) e de baixo peso molecular ($0,5$-$0,7 \times 10^6$), existindo na literatura menção ao uso de ambas, assim como de sua associação.

As infiltrações com AH são realizadas semanalmente, podendo a frequência variar de 3 a 5 aplicações consecutivas. Existem propostas terapêuticas de várias séries repetidas e também de uma única aplicação com uma concentração maior do produto. O tratamento pode ser repetido após um período de 6 meses. A duração do efeito benéfico da viscossuplementação ainda não foi definida, mas existe evidência de melhora da dor e da função por 6 a 12 meses.

A viscossuplementação pode ser utilizada em casos de osteoartrite de joelhos (articulação mais submetida ao procedimento), de quadril, glenoumeral, tibiotalar e rizoartrose. Teoricamente, o melhor candidato seria o paciente ativo, com osteotrite sintomática, pouca condrólise e pouca sinovite.

Esse procedimento é bem tolerado, e as reações adversas são raras (exantema cutâneo, prurido ou urticária). Existem relatos de *flare* articular após a infiltração (sinovite reativa), que pode ser minimizado com o uso combinado de corticosteroide na primeira aplicação.

Estudos controlados avaliando a efetividade a curto e longo prazo em pacientes com osteoartrite de joelho mostraram superioridade da viscossuplementação em relação ao placebo (habitualmente solução salina) para os seguintes parâmetros: dor em repouso e ao movimento, capacidade para subir degraus, tempo de caminhada, amplitude de movimento e escores funcionais.[24] Esses resultados são embasados em metanálises que enfatizam a efetividade da viscossuplementação por um período de 5 a 13 semanas na melhora de dor, função e avaliação do paciente.

De uma forma bem resumida, as metanálises sugerem que o AH intra-articular é mais efetivo que o placebo; que os derivados de maior peso molecular são mais efetivos, porém com maior incidência de sinovite reativa pós-infiltração; e que cursos repetidos de AH intra-articular são seguros.

Os vários estudos comparando a efetividade dos derivados do AH à de corticosteroides de depósito apresentam resultados conflitantes. Quando se compara a efetividade intra-articular do derivado do AH à do HT, também não se encontram respostas definidas na literatura. Aparentemente, o HT é mais efetivo a curto prazo, enquanto os trabalhos na área apontam para uma ação mais duradoura a longo prazo do derivado do AH. No entanto, não existem ainda estudos comparando esses dois fármacos em que o HT tenha sido usado em uma dose suficiente para promover sinovectomia química na articulação estudada. A adição intra-articular do AT ao AH foi mais eficaz que o uso isolado do AH (dor articular) para o tratamento da osteoartrite de joelho. Essa constatação reforça a prática clínica, em que habitualmente se associa corticosteroide à primeira de uma série de 3 a 5 infiltrações intra-articulares de AH.

Mais estudos são necessários, inclusive com associação com corticosteroides e em outras enfermidades osteoarticulares, para se comprovar o real papel da viscossuplementação na melhora clínica dos pacientes reumáticos.

4
Infiltrações guiadas por imagem

Na maioria das escolas, as infiltrações intra-articulares (IIAs) são realizadas às cegas, e o custo-benefício dessa abordagem é aparentemente satisfatório. No entanto, várias são as articulações cuja abordagem é de difícil realização, seja pela profundidade, seja pela dificuldade de acesso. É no sentido de "armar" o médico intervencionista que a habilidade no manuseio de métodos de imagem vem auxiliar sobremaneira a abordagem de articulações de difícil acesso no momento de uma intervenção musculoesquelética.

A necessidade do uso de métodos de imagem para guiar procedimentos musculoesqueléticos, principalmente as IIAs, é reforçada por Jones,[26] que enfatiza a grande porcentagem de erro em atingir o espaço intra-articular, mesmo de articulações de grande porte, como o joelho. Em recente trabalho realizado por Lopes e colaboradores[27] em 96 pacientes com artrite reumatoide (AR) (232 articulações infiltradas) para avaliar a acurácia das IIAs apendiculares realizadas por um reumatologista subespecializado em intervenção musculoesquelética, obtiveram-se os seguintes resultados: acurácia de 100% para joelho e articulação umerorradial (cotovelo); de 97,4% para articulações metacarpofalângicas; de 97,3% para articulação radiocarpal (punho); de 82,3% para ombro e 77,7% para articulação talocrural (tornozelo). Esses achados sugerem que, mesmo para um especialista clínico treinado em intervenção musculoesquelética, as articulações glenoumeral e talocrural devem ser puncionadas preferencialmente com o auxílio de imagem.

Não se pode deixar de frisar também que é mandatório o uso de métodos de imagem para auxiliar IIAs de alguns fármacos, como os radioisótopos, em qualquer articulação, exceto joelho, de acordo com as normas de segurança para manuseio de material radiativo utilizado biologicamente, já que a perda do radiofármaco para o ambiente extra-articular pode acarretar lesões actínicas e aumentar o risco de danos cromossômicos e de indução de neoplasias.

Vários são os métodos de imagem dos quais o médico pode lançar mão para esse auxílio. A fluoroscopia, ou radioscopia, com certeza, é, dentre eles, o método mais utilizado na prática clínica. Recentemente, foi agregada a habilidade de manuseio do ultrassom, que, assim como em outras áreas, está passando cada vez mais a fazer parte não só do arsenal diagnóstico, mas também do arsenal terapêutico do médico que lida com enfermidades do aparelho locomotor, auxiliando em intervenções intra ou periarticulares mais elaboradas. A tomografia computadorizada e a ressonância magnética são métodos que o clínico utiliza com muito menos frequência para intervenções musculoesqueléticas e habitualmente o faz em associação com o radiologista.

Neste livro, os métodos de imagem que serão abordados como auxiliares para guiar procedimentos musculoesqueléticos são aqueles mais utilizados e aos quais o clínico tem mais fácil acesso na prática médica, ou seja, a radioscopia e o ultrassom. A radioscopia faz parte da aparelhagem de quase todo centro cirúrgico de hospitais gerais, e aparelhos de ultrassom portáteis cada vez mais fazem parte da extensão do exame físico do clínico em várias especialidades e podem ter o custo-benefício de sua aquisição válido principalmente em policlínicas de especialidades afins.

Várias são as articulações ou estruturas do aparelho locomotor de difícil abordagem às cegas, seja para fins terapêuticos, seja para fins diagnósticos na prática diária (Quadro 4.1).

A fluoroscopia, ou radioscopia, como é mais conhecida em nosso meio, foi introduzida em 1979 com o intuito de guiar IIAs. Pode ser utilizada para guiar infiltrações ou biópsias osteoarticulares potencialmente em qualquer articulação de difícil abordagem às cegas.

Para a utilização da radioscopia como auxílio de IIAs, o médico deve estar apto ao manuseio de várias agulhas, inclusive as espinais, à visão indireta no monitor da radioscopia, ao manuseio de contrastes iônicos e não iônicos, devendo ser conhecedor do melhor posicionamento articular para visualização do espaço intra-articular em questão e das melhores vias de acesso intra-articular e dos recessos articulares. O procedimento deve ser realizado em sala de radioscopia, e o médico, para sua proteção, deverá portar um avental de chumbo e protetores de tireoide e olhos. Além desses cuidados, noções básicas de radioproteção incluem a exposição mínima possível à radiação durante o procedimento, treinando a visualização rápida da articulação nos poucos segundos intermitentes de exposição à radioscopia.

Na grande maioria das vezes, os cuidados de antissepsia devem ser os mesmos para as infiltrações às cegas. No entanto, em caso de infiltrações na coluna vertebral e no quadril, recomenda-se que o médico esteja paramentado. Deve-se lembrar que o contraste necessário para delinear o espaço intra-articular e assegurar o posicionamento correto da agulha para a radioscopia também ocupa espaço em uma articulação muitas vezes já invadida por proliferação sinovial ou por derrame articular. Portanto, deve ser utilizado o mínimo de contraste possível na tentativa de se reservar espaço articular para o fármaco a ser injetado. Geralmente, são suficientes 0,3 mL de contraste para articulações pequenas e de 1 a 2 mL para articulações grandes.

Em inúmeras articulações, nem sempre é necessário, ou mesmo possível, introduzir a agulha na interlinha articular visível à radioscopia. A simples punção de recessos articulares possibilita o acesso da agulha no ambiente intra-articular. Eis a importância do conhecimento da anatomia dos recessos articulares para uma melhor *performance* no momento de uma intervenção intra-articular.

Outro conceito importante é o do treinamento para analisar a distribuição do contraste sob visão radioscópica. Uma vez dentro do ambiente intra-articular, seja pela punção de um recesso articular, seja pela penetração da agulha na interlinha articular, o contraste irá se distribuir de forma fluida, sendo passível de deslocamento ao se manipular exter-

---

QUADRO 4.1 — ESTRUTURAS OU ARTICULAÇÕES DE ABORDAGEM BENEFICIADA COM O AUXÍLIO DE MÉTODOS DE IMAGEM

- Articulação glenoumeral**
- Articulação do quadril**
- Articulação sacroilíaca*
- Articulação talocalcânea*
- Articulações de médio-pé**
- Articulação zigoapofisária*
- Articulação 1ª carpometacarpal*
- Forame intervertebral*

- Cápsulo distensão articular**
- Calcificação periarticular**
- Bursites, tendinites e entesites refratárias à IPA às cegas***
- Neuroma de Morton***
- Síndrome do túnel do tarso ou carpo refratárias à IPA às cegas***

IPA, infiltração periarticular.
*Abordagem preferencial por radioscopia.
**Abordagem possível por radioscopia ou ultrassom.
***Abordagem preferencial por ultrassom.

namente a articulação e, muitas vezes (mas não obrigatoriamente), delineia a interlinha articular. No entanto, a introdução do contraste em ambiente extra-articular (em casos de erro de técnica) promove a formação de uma imagem à radioscopia, geralmente pontual (ponto escuro ovalado), não passível de deslocamento fluido à manipulação externa.

A habilidade no manuseio da radioscopia para guiar procedimentos musculoesqueléticos pode diferenciar bastante o clínico no manejo de artropatias refratárias, principalmente em articulações como as dos processos articulares (ou zigoapofisárias), as sacroilíacas e a sacrococcígea.

O uso do ultrassom é prática cada vez mais frequente entre os especialistas que lidam com o aparelho locomotor (principalmente reumatologistas europeus) como extensão do exame físico na procura de achados subclínicos articulares e monitoração do efeito de fármacos antirreumáticos na progressão de doenças articulares, sobretudo a AR. Pode ter inclusive sua sensibilidade aumentada se associado ao Doppler, tanto no diagnóstico e no planejamento terapêutico inicial, seja sistêmico ou intra-articular, quanto no seguimento pós-intervenção desses pacientes.

No entanto, há um benefício muito importante a ser agregado na prática diária: o de guiar procedimentos musculoesqueléticos tanto de aspiração intra-articular diagnóstica (principalmente de coleções menores que 5 mm), como de introdução intra ou periarticular de fármacos. Essa proposta terapêutica é corroborada por relatos de introdução de fármacos de ação intra-articular em ambiente periarticular por erro de técnica em até 50% das IIAs realizadas às cegas. Muitas são as articulações e estruturas periarticulares que podem ser abordadas pelo ultrassom no momento de uma intervenção musculoesquelética (teoricamente toda articulação apendicular e a grande maioria das estruturas periarticulares). Nesse último caso, é uma limitação que a radioscopia apresenta. Mesmo articulações axiais como as dos processos articulares (zigoapofisárias) e a sacroilíaca, em que teoricamente a abordagem guiada por radioscopia seria vantajosa, já foram relatadas como passíveis de abordagem pelo ultrassom.

Para a realização de procedimentos musculoesqueléticos guiados por ultrassom, devem-se utilizar transdutores lineares de preferência, com frequência de pelo menos 7-13 MHz e pode-se utilizar o recurso de introduzir ar como "contraste" para se certificar da localização intra-articular da agulha. Em situações em que se faz necessária a abordagem de estruturas ou articulações muito profundas, pode-se lançar mão de transdutores convexos (p. ex., os usados para a realização de exames abdominais). Esse é o caso de articulação de quadril de paciente muito obeso. No entanto, o uso desses transdutores pode diminuir a *performance* do intervencionista "não radiologista". Deve-se lembrar também de utilizar agulhas de maior calibre, o que amplia a ecogenicidade desta na imagem ultrassonográfica, melhorando a *performance* na hora da infiltração. No entanto, esse detalhe pode aumentar o desconforto do paciente no momento de uma infiltração. No Brasil, as agulhas "verdes" 25 x 7 mm, 40 x 8 mm, a agulha "rosa" 40 x 12 mm (agulha de aspiração de fármacos) e os gelcos 14, 16 e 18 *gauge* têm ecogenicidade suficiente para serem individualizados na imagem ultrassonográfica.

Segundo Grassi e colaboradores,[28] as infiltrações articulares guiadas por ultrassom devem obedecer à seguinte técnica: usar o ultrassom para explorar a articulação ou a área a ser infiltrada, definir qual a melhor janela para a introdução da agulha, realizar antissepsia adequada da região, monitorar pelo ultrassom a progressão da agulha até o local a ser infiltrado e visualizar a suspensão do fármaco infiltrado durante e após a infiltração.

Em situações em que se faz necessária uma antissepsia mais rigorosa da articulação a ser infiltrada ou puncionada, como é o caso da do quadril, recomenda-se fazer o procedimento de forma estéril com o médico paramentado. Nesse caso, para não haver contaminação da área pelo transdutor, deve-se envolvê-lo com material plástico estéril, ou mesmo com luva estéril preenchida por gel para evitar artefatos de imagem. Na interface entre o transdutor e a pele, deve-se usar gel estéril, ou pode-se utilizar povidine, também para evitar artefatos de imagem.

Koski[29] considera duas técnicas de uso para procedimentos intra ou periarticulares:

- A técnica de marcação da superfície da pele com posterior introdução da agulha às cegas no local marcado e;
- A técnica de visualização direta da agulha com sua introdução paralela ou perpendicular em relação ao transdutor.

Na técnica de utilização do ultrassom para a marcação do local de introdução da agulha, o médico utiliza o transdutor apenas para escolher o melhor local de introdução da agulha a ser puncionado (Fig. 4.1A, B). A região mediana da imagem na tela do ultrassom corresponde ao ponto médio do transdutor. Após marcar a pele no local escolhido, realiza-se a infiltração intra ou periarticular no local marcado utilizando a agulha de acordo com a profundidade avaliada previamente pela imagem. Essa técnica tem como vantagens ser mais rápida e utilizar os conceitos de antissepsia de uma infiltração às cegas.

Na técnica de visualização direta da progressão da agulha pelo ultrassom para guiar infiltrações, deve-se fazer a antissepsia da pele e do transdutor previamente. A agulha deve, após, ser introduzida e guiada pelo ultrassom, por meio do qual se acompanha sua progressão até a cavidade intra-articular ou a estrutura periarticular em questão. Se a agulha

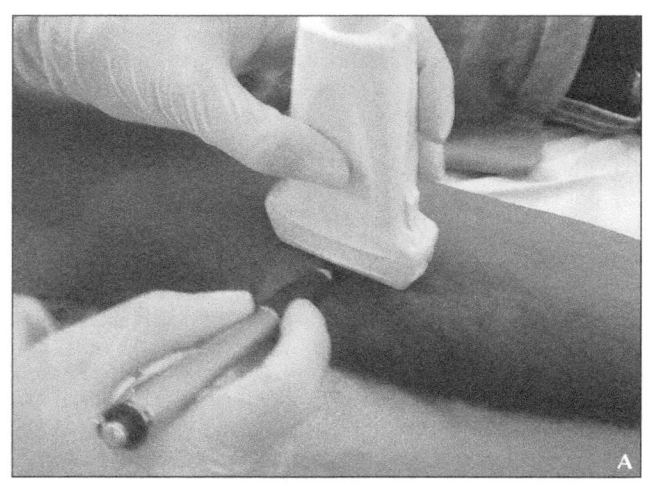

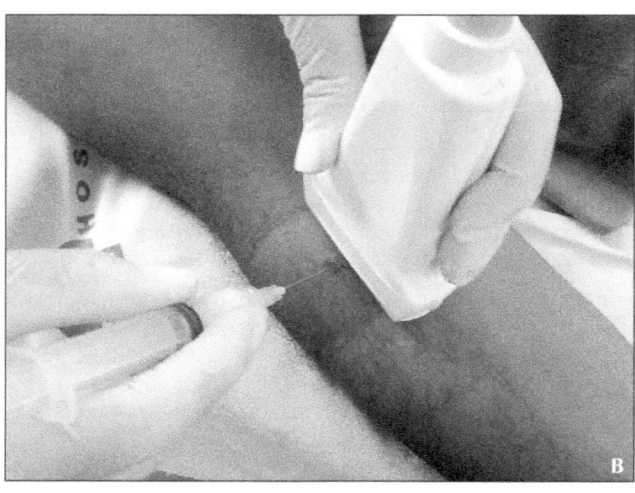

FIGURA 4.1
Técnica de utilização do ultrassom apenas para marcar o local de punção.

for introduzida paralelamente ao transdutor (técnica de introdução paralela da agulha), deverá ser de forma que seu eixo coincida com o eixo do transdutor, e, então, sua progressão poderá ser acompanhada durante todo o procedimento (Fig. 4.2). Se a agulha for introduzida perpendicular ou transversalmente ao transdutor (introdução perpendicular da agulha) ela será identificada, quando cruzar o eixo do ultrassom, como um ponto oval hiperecoico na tela (Fig. 4.3). A introdução do fármaco pode ser vista como um fluxo de líquido hiperecoico e heterogêneo na imagem ultrassonográfica.

De acordo com a frequência do transdutor (13-20 MHz), mesmo pequenas articulações, como metacarpo ou as metatarsofalângicas e interfalângicas, podem se beneficiar do auxílio do ultrassom para guiar infiltrações intra-articulares, o que facilita bastante o procedimento nessas articulações de tão difícil acesso intra-articular, nas quais mais frequentemente se observa intercorrências pós-infiltração com hexacetonide de triancinolona.

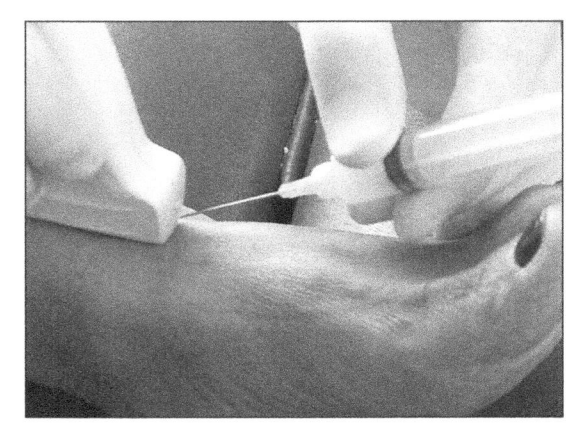

FIGURA 4.2
Técnica de introdução paralela da agulha para infiltração guiada por ultrassom.

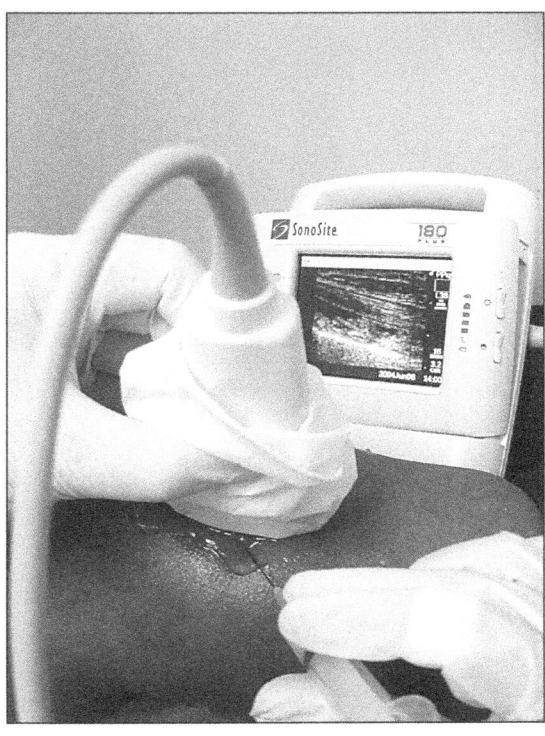

FIGURA 4.3
Técnica de introdução perpendicular da agulha para infiltração guiada por ultrassom.

No entanto, transdutores de frequência tão alta têm pouca utilidade para abordagem de articulações mais profundas (a grande maioria delas precisa de imagem para guiar sua abordagem) e têm um alto custo.

Não somente as infiltrações intra-articulares podem se beneficiar do auxílio do ultrassom para guiar a agulha no momento do procedimento, mas também as infiltrações periarticulares, como as de bolsas, peritendões, túnel do carpo, periênteses e cistos tenossinoviais, podem ser realizadas por esse método evitando lesões indesejáveis de nervos ou tendões.

Como não poderia deixar de ser, existem vantagens e desvantagens no manuseio dos aparelhos de imagem, e o conhecimento desses detalhes ajuda na escolha do método ideal para auxiliar o reumatologista no momento de uma intervenção (Tab. 4.1).

Apesar de o uso do ultrassom na intervenção musculoesquelética focar principalmente as infiltrações intra ou periarticulares, pode-se utilizá-lo para biópsia sinovial com uso de transdutores de maiores frequências e agulhas de biópsia sinovial, ou mesmo agulhas comuns em erosões de metacarpofalângicas por meio da introdução da ponta da agulha guiada pelo ultrassom no centro de erosões reumatoides e da retirada de fragmento por mecanismo de sucção em seringa com vácuo.

Quando se compara a efetividade de procedimentos guiados por ultrassom com procedimentos realizados às cegas, Naredo e colaboradores[30] comprovaram o benefício do ultrassom para guiar infiltração subacromial, enquanto Luz e colaboradores[31] não evidenciaram esse benefício para guiar IIA de punho.

Embora com custo-benefício ainda indeterminado, principalmente quanto a infiltrações de articulações de fácil acesso, e ainda que poucos trabalhos metodologicamente adequados apoiem o uso do ultrassom para guiar infiltrações no aparelho locomotor, devem ser levadas em consideração as vantagens anteriormente citadas e o fato de que alguns trabalhos controlados já evidenciaram posicionamento adequado de agulha intra-articular em apenas 59% dos casos de infiltrações às cegas comparado a 96% quando guiadas por ultrassom,[32] assim como sucesso em realizar aspiração de líquido sinovial em 97% dos casos quando a punção articular foi realizada com o auxílio do ultrassom em comparação a 32% do procedimento realizado às cegas.

TABELA 4.1	Vantagens e desvantagens do uso da radioscopia e do ultrassom para guiar intervenção musculoesquelética	
	Vantagens	**Desvantagens**
Radioscopia	■ Aborda qualquer articulação ■ É de fácil treinamento ■ Permite visão panorâmica	■ Provoca radiação ■ Uso de contraste ■ Não visualiza vasos e coleções ■ Apresenta limitado auxílio para guiar procedimentos em partes moles
Ultrassom	■ Permite visão direta ■ Ausência de radiação/contraste ■ Oferece facilidade de mobilização ■ Permite visualização de vasos e coleções ■ Possibilita guiar procedimentos em partes moles	■ Apresenta limitado auxílio para guiar procedimentos axiais ■ É operador-dependente ■ Exige maior tempo de treinamento ■ Oferece visão em um único plano

Parte II
TÉCNICAS DE INFILTRAÇÃO

Nesta parte são descritas as técnicas de infiltrações no aparelho locomotor mais comumente usadas na prática diária. As estruturas periféricas são mais facilmente abordadas às cegas; as articulações profundas e o esqueleto axial frequentemente exigem o auxílio da imagem por ultrassom ou radioscopia. As técnicas de infiltrações guiadas por imagem são descritas apenas para as estruturas em que esse auxílio pode ser vantajoso ou obrigatório.

5 INFILTRAÇÕES APENDICULARES DE MEMBRO SUPERIOR

5.1 Ombro

INFILTRAÇÕES INTRA-ARTICULARES

Articulação acromioclavicular

Essa é uma articulação cuja interlinha articular habitualmente é difícil de se palpar. Ela fica mais evidente em situações de derrame articular, artrose ou instabilidade acromioclavicular, principalmente em pacientes magros.

TÉCNICA

ABORDAGEM ÀS CEGAS

- Deve ser utilizada uma agulha de 25 x 7 mm e pode ser introduzido no ambiente intra-articular um volume de hexacetonide de triancinolona (HT) de até 1 mL. Uma seringa com lidocaína pode ser utilizada no início do procedimento.
- O paciente pode estar em decúbito dorsal ou de preferência sentado com apoio dorsal, tendo o membro superior pendente em posição neutra. Quando se infiltra essa articulação às cegas, a abordagem é pela face superior. Como reparo anatômico, deve-se considerar a própria interlinha articular, uma depressão que é percebida palpando-se a face superior da clavícula até o término do seu terço lateral.
- A agulha deve penetrar nessa depressão, perpendicularmente, na direção de proximal para distal (Fig. 5.1.1A, B, C). Como o acesso ao espaço articular pode ser difícil, uma anestesia regional deve ser realizada utilizando-se uma primeira seringa com lidocaína a 2% sem vasoconstritor assim que a agulha tocar o periósteo.

ABORDAGEM POR RADIOSCOPIA

Quando se infiltra essa articulação com o auxílio da radioscopia, a abordagem da interlinha articular é anterior. O paciente deve estar em decúbito dorsal com o membro superior em posição neutra. A agulha (25 x 7 mm) deve penetrar na interlinha articular anteriormente na direção anteroposterior (Fig. 5.1.2). Inicialmente, deve ser introduzido o contraste (no máximo 0,5 mL) para a certificação da localização da agulha no espaço articular (Fig. 5.1.3A, B) e só então o corticosteroide deve ser infiltrado.

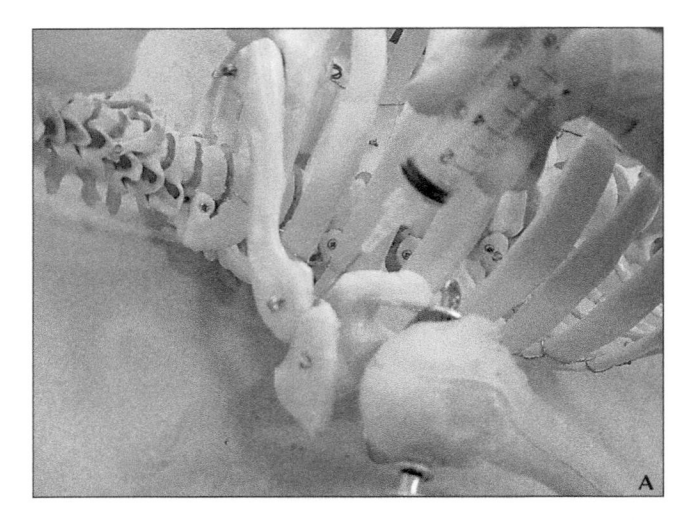

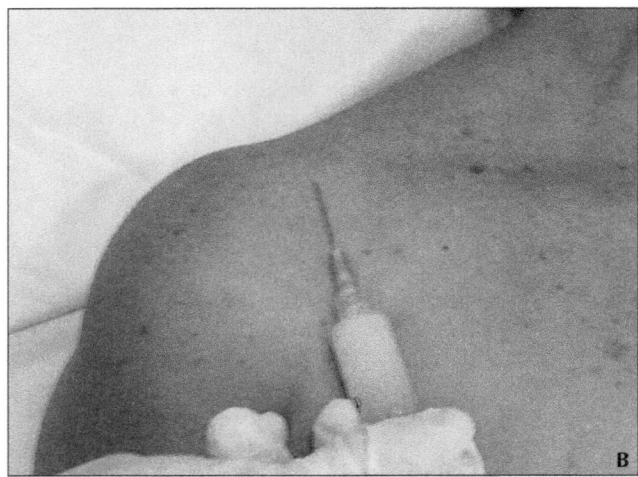

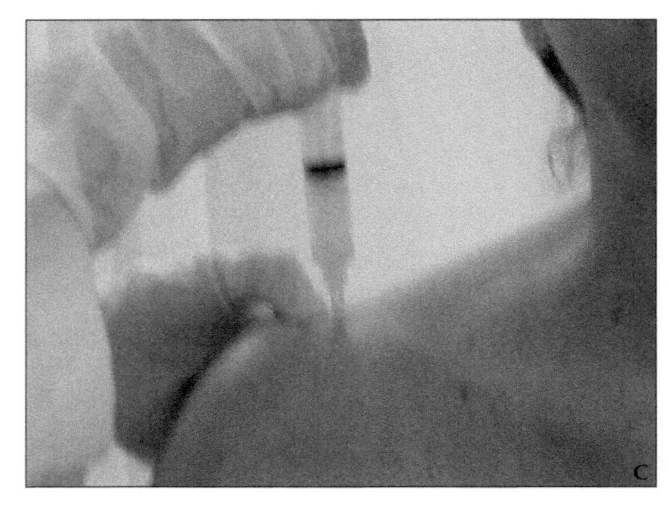

FIGURA 5.1.1
Infiltração de articulação acromioclavicular às cegas.

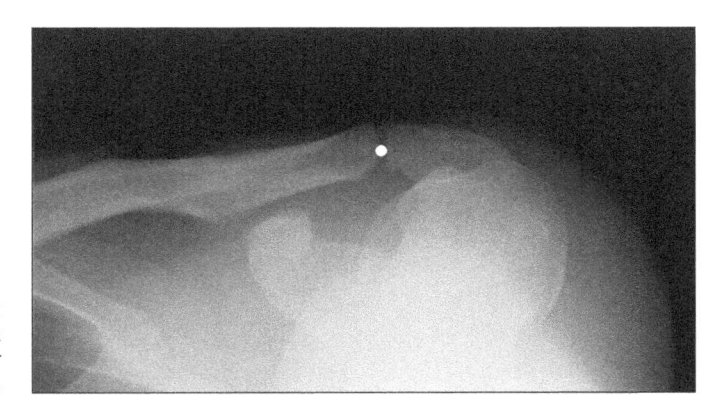

FIGURA 5.1.2
Ponto de punção da articulação acromioclavicular na abordagem por radioscopia.

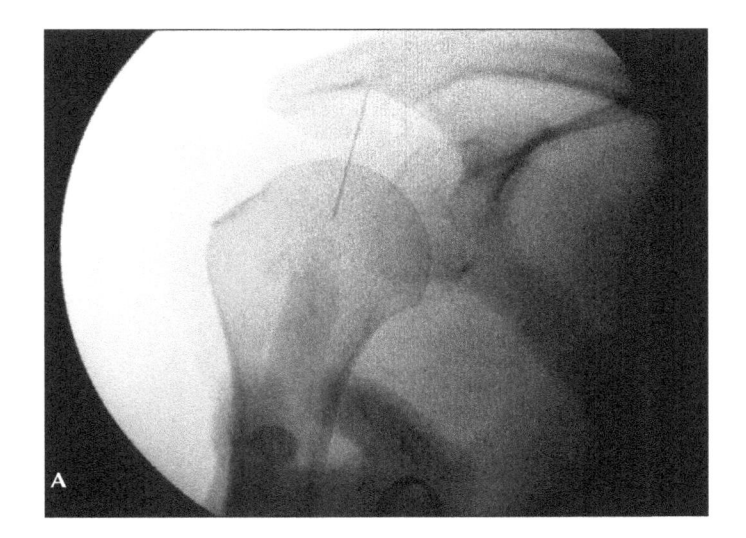

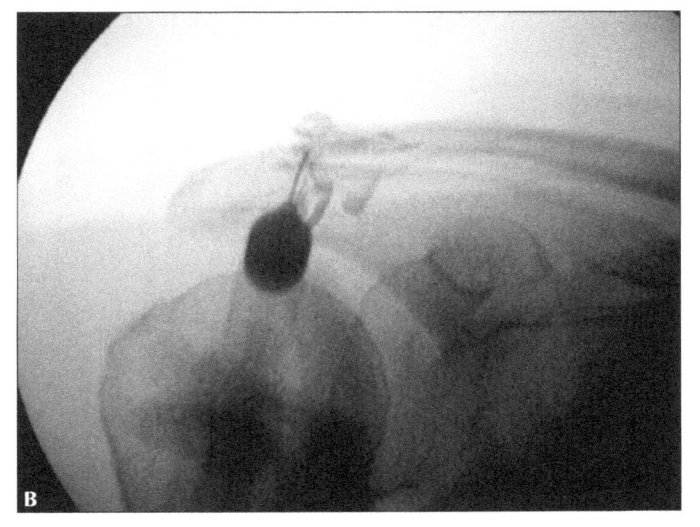

FIGURA 5.1.3
Infiltração de articulação acromioclavicular guiada por radioscopia.

Infiltrações no aparelho locomotor 39

TÉCNICA

ABORDAGEM POR ULTRASSOM

O transdutor linear deve ser posicionado transversalmente à interlinha da articulação ao final do terço lateral da clavícula (Fig. 5.1.4A). A agulha (25 x 7 mm) não precisa penetrar na interlinha articular visível na tela do ultrassom para evitar dificuldade de injeção da medicação. Dado o pequeno espaço articular, deve-se evitar utilizar também lidocaína no ambiente intra-articular após o correto posicionamento da agulha. Esta deve penetrar a 45°, paralelamente e abaixo da extremidade lateral do trasdutor, no sentido lateromedial, até ultrapassar o limite da cápsula articular (Fig. 5.1.4B). Só então a medicação deve ser injetada.

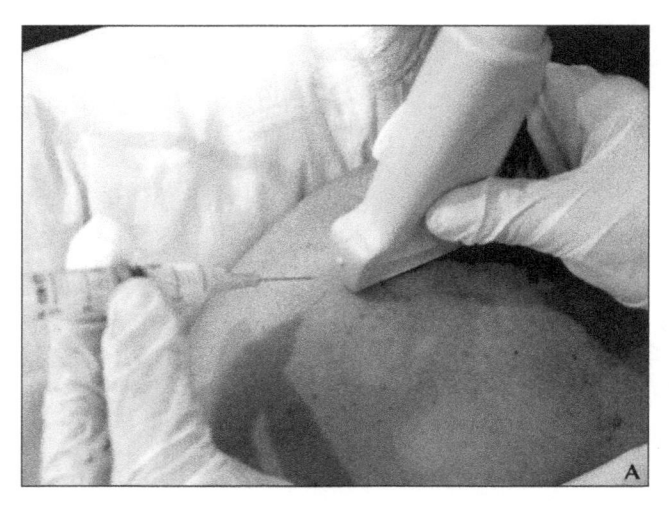

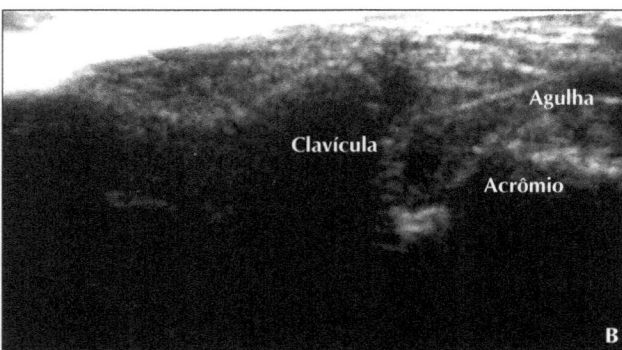

FIGURA 5.1.4
Infiltração de articulação acromioclavicular guiada por ultrassom.

DICA

Movimentos circulares podem ajudar na identificação da interlinha articular da articulação acromioclavicular em uma abordagem às cegas, pois, habitualmente, essa articulação, em caso de artropatia crônica, crepita com esse movimento.

Lembretes

- Agulha = 25 x 7mm
- Volume = até 1 mL de HT (20 mg)
- Direção = superoinferior (abordagem às cegas), anteroposterior (abordagem por radioscopia), lateromedial (abordagem por ultrassom)

Articulação do ombro (glenoumeral)

Apesar de difícil acesso às cegas, pode-se realizar IIA nessa articulação utilizando-se essa abordagem se forem seguidos alguns preceitos, levando-se em consideração certos detalhes anatômicos.

Como qualquer articulação sinovial, a do ombro é envolvida por uma cápsula articular, que, nesse caso, é extensa, o que facilita a introdução de medicação no seu ambiente intra-articular uma vez ultrapassada essa cápsula. Não se faz necessária, portanto, a penetração da agulha na interlinha articular (estrutura profunda) para o sucesso dessa infiltração.

TÉCNICA

ABORDAGEM ÀS CEGAS

- Deve ser utilizada uma agulha de 40 x 8 mm e pode ser introduzido no ambiente intra-articular um volume de HT de até 4 mL. Uma seringa apenas com lidocaína deve ser utilizada no início do procedimento.
- O paciente deve estar deitado em decúbito dorsal (preferencialmente para evitar desautonomias) ou sentado com apoio dorsal, tendo o membro superior estendido, com a mão em posição de supinação máxima. Como reparo anatômico, deve-se considerar o processo coracoide. A agulha deve penetrar a aproximadamente 1 cm lateral e inferiormente ao processo coracoide. Nessa altura, a intenção é encontrar (tocar) não a interface glenoumeral, que é muito profunda, mas a própria cabeça do úmero em uma região coberta pela cápsula articular (Fig. 5.1.5A, B). A direção da agulha deve ser anteroposterior. Uma vez que encontre o periósteo, provavelmente a agulha estará no ambiente intracapsular; testa-se a resistência local com a lidocaína e, em caso de infusão sem resistência, refluxo da lidocaína ou do próprio líquido sinovial, pode-se introduzir a medicação a ser infiltrada (Fig. 5.1.5C).
- Como causas de erro no procedimento, têm-se: a infiltração do terço lateral do músculo subescapular, a punção da bolsa subacromial (em casos de hipertrofia ou presença de grandes derrames inflamatórios nesta), a retração da cápsula articular (em casos de capsulite adesiva) ou uma grande diminuição de rotação externa.

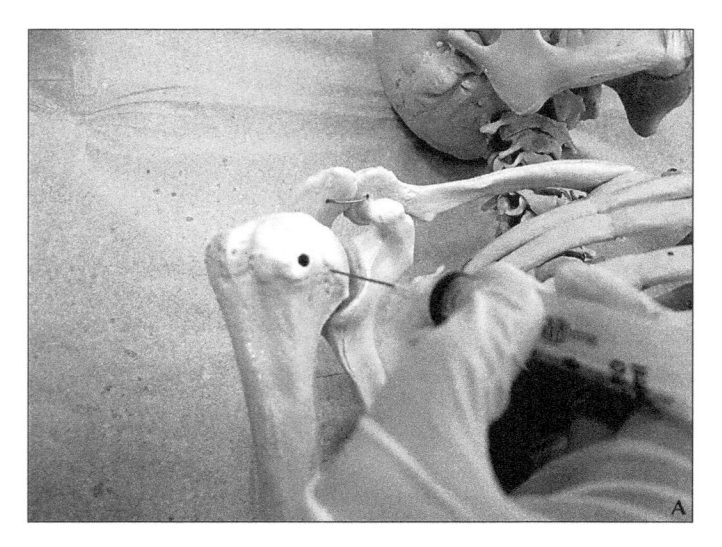

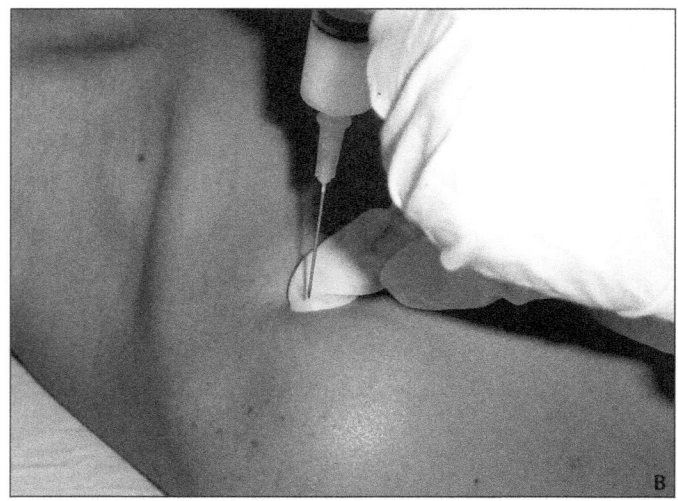

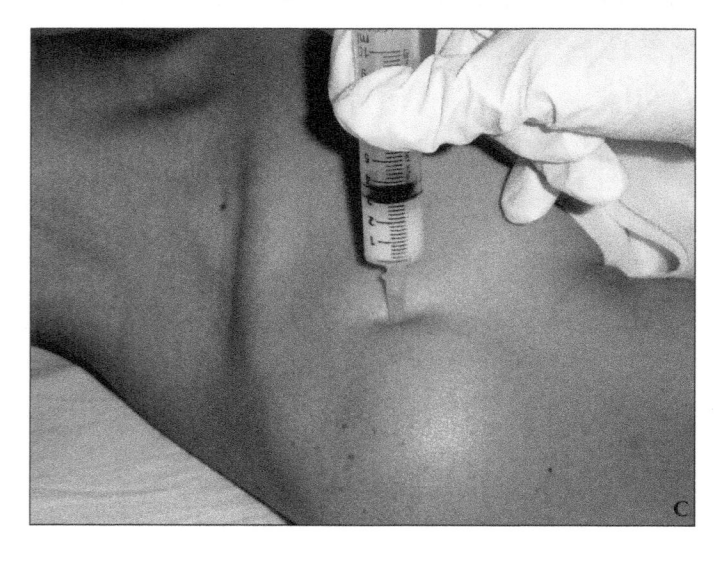

FIGURA 5.1.5
Infiltração de articulação do ombro às cegas.

TÉCNICA

ABORDAGEM POR RADIOSCOPIA

O paciente deve estar deitado em decúbito dorsal tendo o membro superior estendido, com a mão em posição de supinação máxima. A agulha (40x8 mm) deve penetrar na pele na direção anteroposterior na intenção de encontrar (tocar) o terço inferomedial da cabeça do úmero ao nível ou um pouco abaixo da projeção do processo coracoide, ou seja, a alguns milímetros lateralmente ao aspecto anteroinferior da interlinha articular (Fig. 5.1.6). Deve-se introduzir um pouco de lidocaína para uma maior distensão da cápsula articular e só então injetar o contraste. O contraste irá delinear a cápsula articular, acumulando-se, muitas vezes, no recesso axilar da articulação do ombro (Fig. 5.1.7). A delineação do tendão da cabeça longa do músculo bíceps braquial é habitual devido à comunicação fisiológica que mantém com a cavidade articular. No entanto, se houver a delineação da bolsa subacromial, isso implica em ruptura do tendão do músculo supraespinal. Somente após o delineamento da cápsula articular a medicação deve ser introduzida.

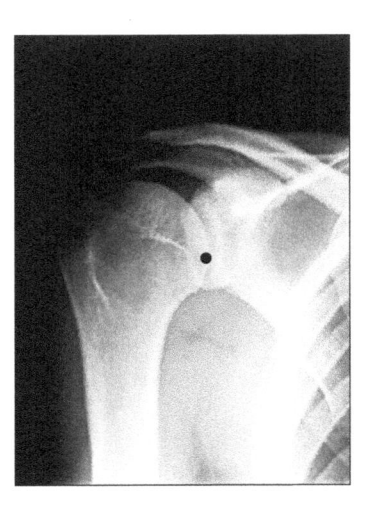

FIGURA 5.1.6
Ponto de punção da articulação do ombro na abordagem por radioscopia.

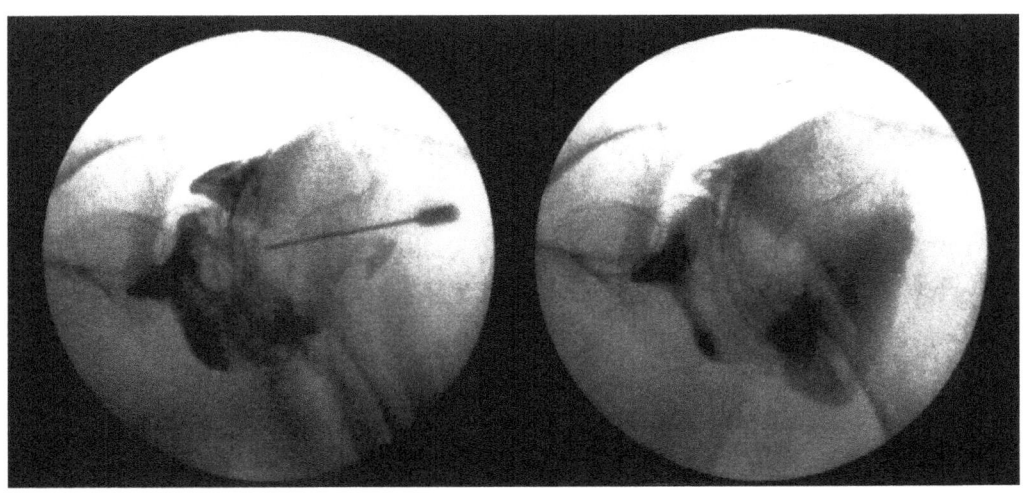

FIGURA 5.1.7
Infiltração de articulação do ombro guiada por radioscopia.

TÉCNICA

ABORDAGEM POR ULTRASSOM

Via anterior

Nessa abordagem, mais do que nunca, é importante que o membro superior ipsilateral esteja em supinação máxima, o que facilitará a exposição da porção intracapsular da cabeça umeral. Assim como na abordagem por radioscopia, o paciente deve se encontrar em decúbito dorsal. Deve-se utilizar agulha longa e hiperecogênica, como o gelco 18; raramente, uma agulha de 40 x 8 mm em pacientes muito magros. O transdutor deve ser posicionado transversalmente à interlinha da articulação na altura do processo coracoide. Nesse local, não se consegue visualizar a cavidade articular dessa articulação com os transdutores habitualmente utilizados para exames musculoesqueléticos, dada a sua profundidade. No entanto, uma vez que a agulha transpasse a cápsula articular, estará dentro da cavidade articular, e a medicação poderá ser injetada.

Como reparos anatômicos a serem observados por meio do transdutor, têm-se novamente o processo coracoide medialmente e a cabeça do úmero, lateralmente. A agulha poderá penetrar no sentido lateromedial ou mediolateral com uma inclinação de 45° paralelamente abaixo do transdutor até tocar a cabeça do úmero em um ponto em que esta esteja coberta pela cápsula articular. Optando-se pela direção lateromedial, ao ultrapassar-se a cápsula articular, a agulha já estará no ambiente intra-articular (Fig. 5.1.8A, B). Optando-se pela direção mediolateral, deve-se evitar o processo coracoide, e a agulha será direcionada para encontrar a face anteromedial da cabeça do úmero. Uma vez no local desejado, pode-se testar a resistência com lidocaína (a pouca resistência à infusão ou refluxo desta são indicadores de um posicionamento intra-articular) e, em seguida, introduzir a medicação.

Utilizando-se a abordagem por ultrassom pela via anterior, normalmente não se visualiza o aumento da cavidade articular do ombro, uma vez que o líquido injetado "escoa" para o recesso articular axilar.

Via posterior

Quando se utiliza a via posterior para se realizar uma infiltração intra-articular (IIA) glenoumeral guiada por ultrassom, o paciente deve se encontrar em decúbito lateral contralateral. O cotovelo ipsilateral deve estar fletido, e o antebraço deve pender encostado ao abdome. As agulhas recomendadas são as mesmas utilizadas na via anterior. O transdutor deve ser posicionado posteriormente à cabeça do úmero a uma altura em que seja possível visualizar também a glenoide e o labrum. Nessa posição, o maior eixo do transdutor habitualmente está paralelo ao maior eixo da espinha da escápula, e o meio do transdutor, abaixo do término desta. Nessa abordagem, consegue-se visualizar a cavidade articular dessa articulação. Novamente, uma vez que a agulha transpasse a cápsula articular, estará dentro da cavidade articular, e a medicação poderá ser injetada.

Como reparos anatômicos a serem observados por meio do transdutor, têm-se a glenoide e o labrum medialmente, e a cabeça do úmero lateralmente. A agulha deverá penetrar pela extremidade medial do transdutor no sentido mediolateral (Fig. 5.1.9A) com uma inclinação de 45° paralelamente abaixo do transdutor até tocar a cabeça do úmero. Nessa abordagem, deve-se ter o cuidado de não transpassar o labrum. Uma vez que a agulha toque a cabeça do úmero, deve-se girar a agulha para facilitar a total perfuração da cápsula articular e deve-se injetar 1 mL de lidocaína a 2% para distender a cápsula e facilitar a entrada do fármaco (Fig. 5.1.9B). Após esse procedimento, pode-se introduzir a medicação.

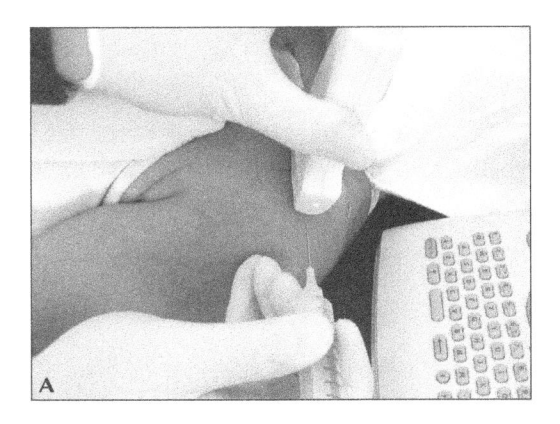

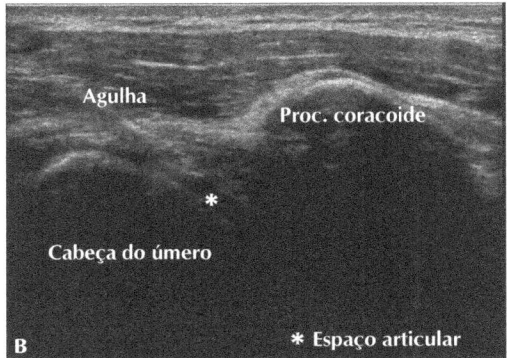

FIGURA 5.1.8
Infiltração de articulação do ombro guiada por ultrassom pela via anterior.

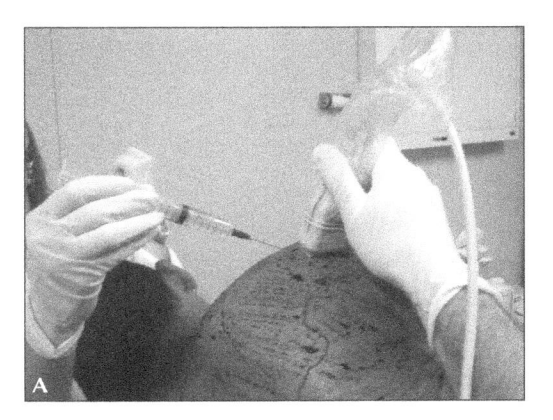

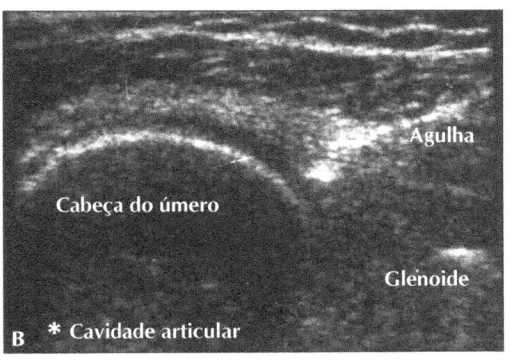

FIGURA 5.1.9
Infiltração de articulação do ombro guiada por ultrassom pela via posterior.

DICAS

Na infiltração do ombro às cegas, a manutenção do braço em supinação máxima facilita a rotação externa da cabeça do úmero e, consequentemente, a exposição anterior da sua porção intracapsular, o que auxilia o sucesso da infiltração.

Em uma infiltração do ombro guiada por radioscopia de difícil realização, mesmo após o contato ósseo da agulha, a rotação "interna" do antebraço que estava supinado (ou seja, a pronação da mão) com a agulha já posicionada pode "levar" a agulha para o espaço intra-articular.

Lembretes

- Agulha = 40 x 8 mm (abordagem às cegas e por radioscopia), gelco 18 (abordagem por ultrassom)
- Volume = até 4 mL de HT (80 mg)
- Direção = anteroposterior (abordagem às cegas e por radioscopia), lateromedial ou mediolateral (abordagem anterior por ultrassom) e mediolateral (abordagem posterior por ultrassom)

INFILTRAÇÕES PERIARTICULARES

Infiltração subacromial

O espaço subacromial, em que se encontram a bolsa subacromial e os tendões dos músculos supra e infraespinais, pode ser infiltrado por meio de três abordagens. Em todas elas, o paciente deve estar preferencialmente sentado. Deve-se utilizar, para essas abordagens, agulha de 40 x 8 mm e solução de corticosteroide de depósito + lidocaína a 2% sem vasoconstritor.

A anatomia do acrômio ("acrômio em gancho") pode dificultar a progressão da agulha até sua face subacromial, e a migração proximal da cabeça do úmero, em casos de ruptura dos tendões do manguito rotador (principalmente do tendão do músculo supraespinal), também pode dificultar o procedimento.

TÉCNICA

ABORDAGEM ÀS CEGAS

Via anterior

Das três abordagens do espaço subacromial, essa é a mais difícil e dolorosa.

Após a antissepsia, o braço deve ser levemente tracionado distalmente na tentativa de se palpar a linha correspondente ao espaço subacromial anteriormente. Utilizam-se, como reparos anatômicos, a borda anterior do acrômio e o polo superior da cabeça do úmero. O espaço subacromial é mais facilmente palpável na face anterolateral. A agulha deve ser introduzida na direção anteroposterior perpendicularmente à pele desse local (Fig. 5.1.10A, B). Deve penetrar em todo o seu comprimento tangenciando a face inferior do acrômio (Fig. 5.1.10C). Após a introdução total da agulha, testa-se a resistência à infusão e, na ausência desta, injeta-se a medicação. Se houver contato ósseo muito precoce, deve-se redirecionar a agulha inferiormente (por baixo do acrômio).

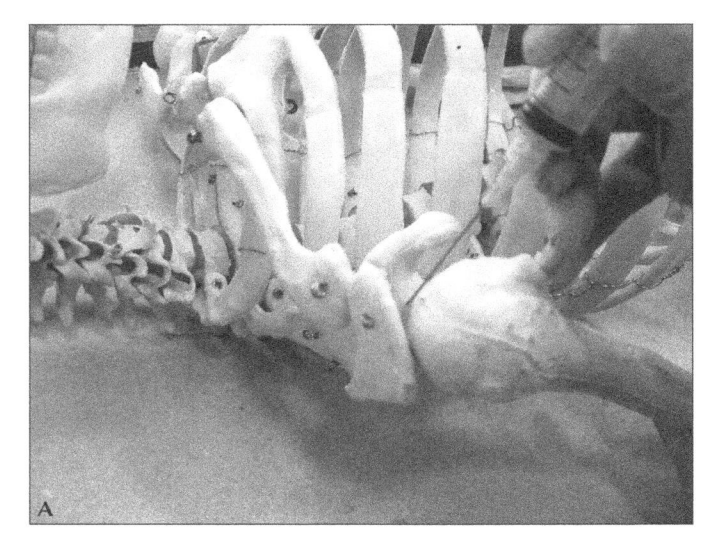

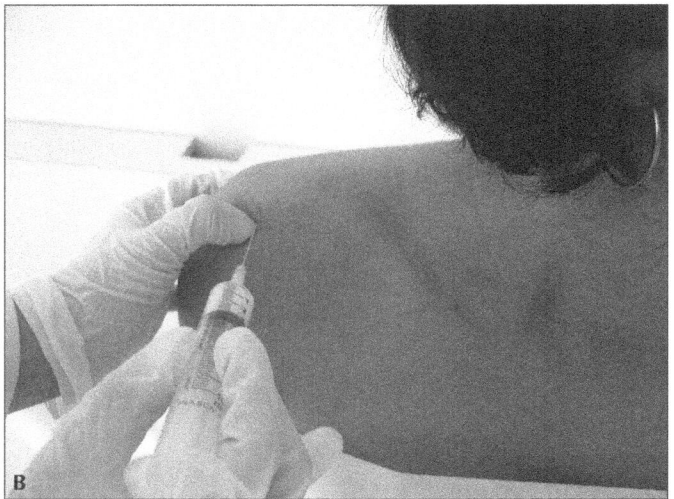

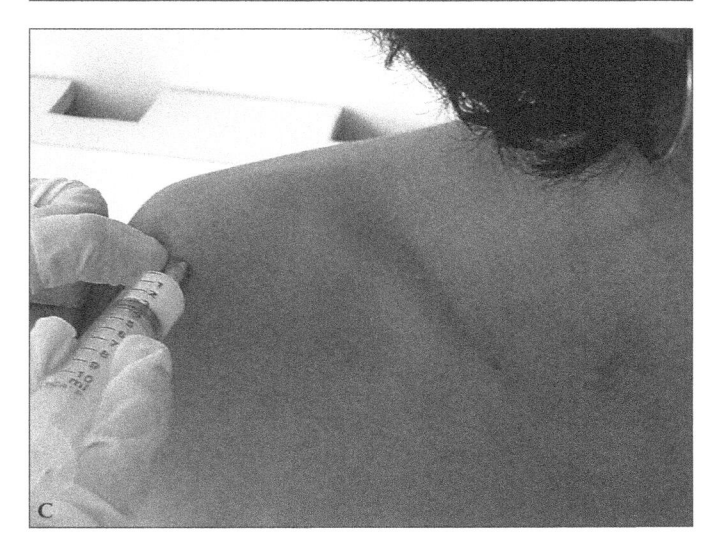

FIGURA 5.1.10
Infiltração subacromial às cegas pela via anterior.

TÉCNICA

Via lateral

É realizada com o mesmo posicionamento do paciente e com a mesma agulha já citados. Por essa via, a interlinha correspondente ao espaço subacromial deve ser palpada na face lateral. Após a antissepsia e a identificação da interlinha, o paciente deve manter o braço o mais relaxado possível, se necessário, com um apoio promovendo leve abdução.

A agulha deve ser introduzida em todo o seu comprimento perpendicularmente à pele no local escolhido, na direção lateromedial (Fig. 5.1.11A, B, C), antes da medicação ser injetada.

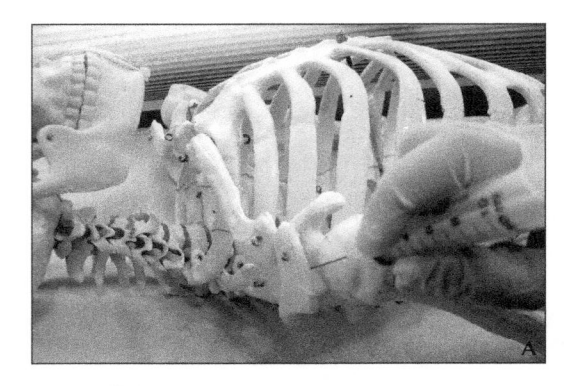

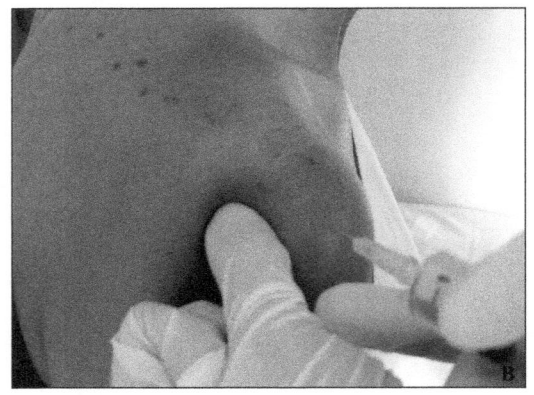

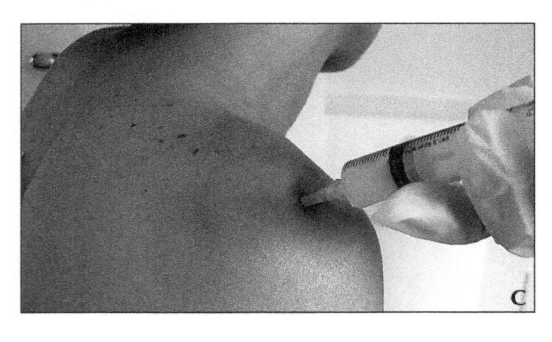

FIGURA 5.1.11
Infiltração subacromial às cegas pela via lateral.

TÉCNICA

Via posterior

Trata-se da abordagem mais comumente utilizada e de mais fácil realização, mesmo em paciente obesos. O médico deve se posicionar posteriormente ao paciente. Deve palpar o acrômio posteriormente até a identificação de uma fosseta de parte mole situada abaixo do ângulo posterolateral do acrômio. Após identificação e antissepsia adequadas, deve introduzir a agulha em todo o seu comprimento nessa depressão, imediatamente abaixo do osso na direção posteroanterior (Fig. 5.1.12A, B, C).

Muitas vezes, após a penetração na pele, pode-se tocar propositalmente com a agulha no acrômio para uma melhor orientação anatômica e, em seguida, redirecionar a agulha imediatamente sob esse reparo, orientando-a para o centro.

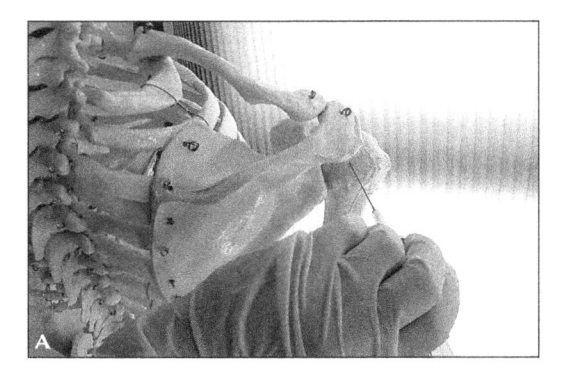

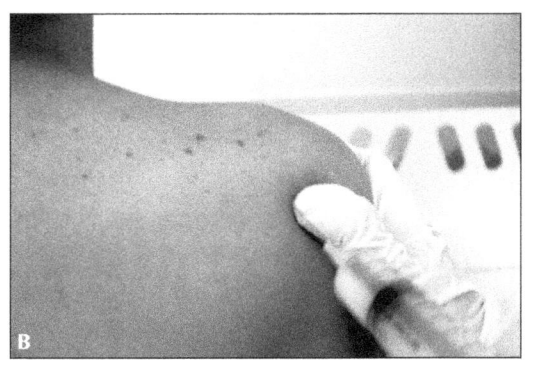

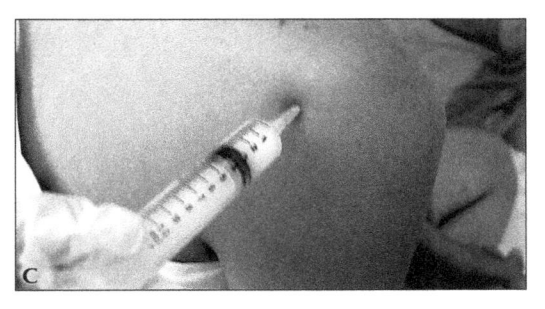

FIGURA 5.1.12
Infiltração subacromial às cegas pela via posterior.

TÉCNICA

ABORDAGEM POR ULTRASSOM

Assim como na abordagem por ultrassom para a infiltração da articulação do ombro, o paciente deve estar posicionado em decúbito dorsal e o transdutor deve ser posicionado transversalmente à interlinha da articulação do ombro, só que, neste caso, acima do processo coracoide, logo abaixo do acrômio. O posicionamento do braço e do antebraço deve ser o mesmo (em supinação). Nesse local, o maior eixo do transdutor estará coincidindo com o maior eixo das fibras dos tendões do manguito rotador.

A agulha (40 x 8 mm) deve penetrar pela extremidade lateral do transdutor (no sentido lateromedial) a uma inclinação de 45° abaixo e paralelamente ao transdutor (Fig. 5.1.13A). Nesse local, rapidamente a agulha encontrará a bolsa subacromial (Fig. 5.1.13B). Deve-se penetrar nessa bolsa e, somente então, infundir a solução de lidocaína + corticosteroide.

Um detalhe a ser observado é que jamais se deve penetrar propositalmente a agulha no tendão do músculo supraespinal pelo risco de provocar ou agravar rupturas intratendíneas após a injeção de corticosteroide. A infiltração deve ser peritendínea e intrabursal.

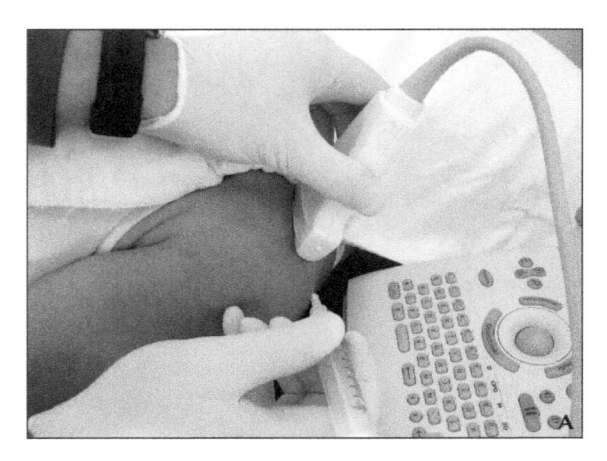

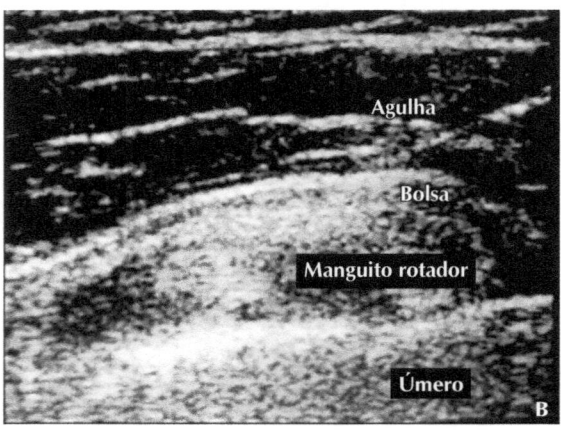

FIGURA 5.1.13 Infiltração subacromial guiada por ultrassom.

DICAS

A palpação da interlinha imediatamente abaixo do acrômio correspondente ao espaço subacromial, na abordagem lateral, é facilitada, promovendo-se uma abdução passiva da articulação do ombro.

Uma resistência à introdução da solução do corticosteroide com o anestésico pode sinalizar para o posicionamento da agulha na intimidade do tendão de um dos músculos do manguito rotador. Nesse caso, ela deve ser retirada de 1 a 2 mm antes de nova tentativa de infusão para evitar ruptura tendínea.

Na abordagem subacromial posterior, a agulha pode encontrar resistência óssea mais frequentemente que nas outras duas abordagens. Essa situação pode ser contornada redirecionando a agulha no sentido posteroanterolateral.

Lembretes

- Agulha = 40 x 8 mm
- Volume = corticosteroide 1 mL + lidocaína 1 a 2 mL
- Direção = anteroposterior (via anterior), lateromedial (via lateral ou abordagem por ultrassom), posteroanterior (via posterior)

5 INFILTRAÇÕES APENDICULARES DE MEMBRO SUPERIOR

5.2 Cotovelo

INFILTRAÇÃO INTRA-ARTICULAR

Articulação umerorradial

A articulação do cotovelo pode ser abordada para uma infiltração intra-articular (IIA) em um dos seus dois recessos articulares (anterior e posterior). No entanto, quando abordada às cegas, é mais prático e de pouco risco dar preferência à abordagem lateral. Nesse caso, a intenção é atingir o ambiente intra-articular umerorradial.

TÉCNICA

ABORDAGEM ÀS CEGAS

- A agulha a ser utilizada é a de 30 x 7 mm, podendo ser introduzido, no ambiente intra-articular, um volume de hexacetonida de triancinolona (HT) de até 3 mL. Uma seringa com lidocaína deve ser utilizada no início do procedimento.
- O paciente deve estar deitado em decúbito dorsal com o cotovelo fletido em 45° a 90°, com o antebraço em pronação e a mão sobre o abdome. Para manter essa posição, pode-se utilizar um apoio sob o cotovelo.
- O ponto de entrada da agulha deve ser no centro de um triângulo equilátero formado pelos seguintes reparos anatômicos: epicôndilo lateral, olécrano e um ponto imaginário equidistante dos dois anteriores. A agulha deve ser direcionada no sentido lateromedial para o centro da articulação do cotovelo (Fig. 5.2.1A, B, C). Pela tortuosidade da interlinha articular umerorradial, pode ser que a agulha de 30 x 7 mm penetre no espaço articular, mas não consiga progredir totalmente. A sensação que se deve ter é a da passagem da agulha entre dois ossos, e deve-se observar atentamente a pouca resistência à infusão de lidocaína ou o refluxo desta para se ter certeza do correto posicionamento da agulha antes de se injetar o corticosteroide.

ABORDAGEM POR RADIOSCOPIA

O posicionamento do paciente deve ser o mesmo que o da abordagem às cegas. Neste caso, os reparos anatômicos ou radiológicos não são muito úteis, dada a sobreposição das imagens radiológicas de um cotovelo em perfil. Mais uma vez, a agulha (30 x 7 mm) deve penetrar no espaço umerorradial, e o ponto de entrada dela na pele deve ser 1 cm abaixo da interlinha articular, em sua direção (Fig. 5.2.2). A agulha pode, em

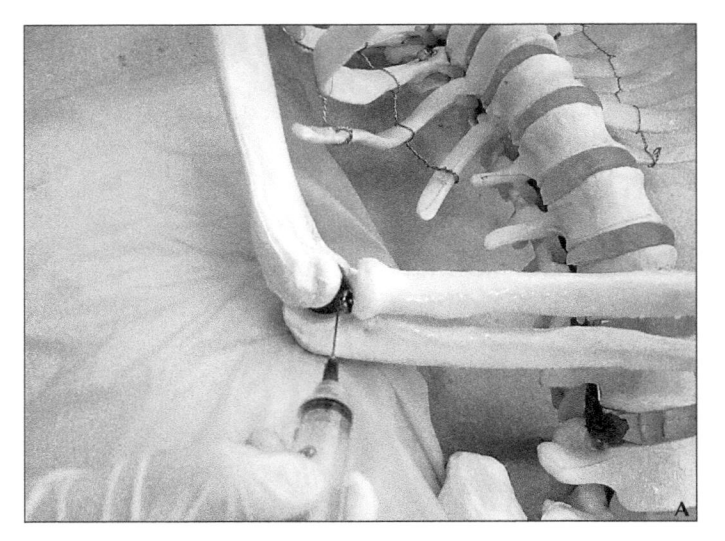

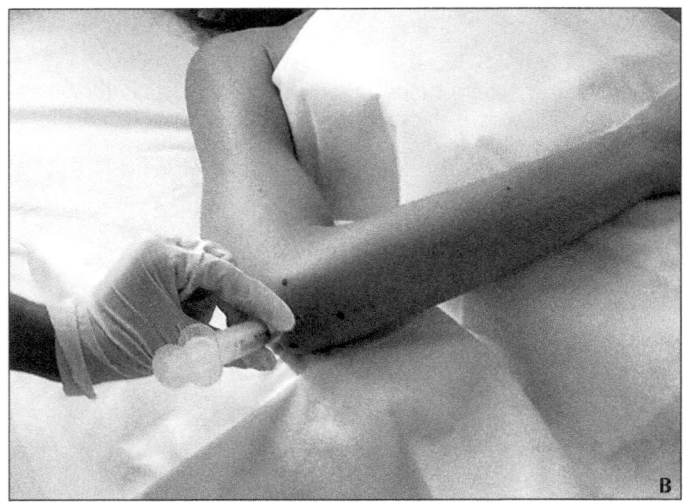

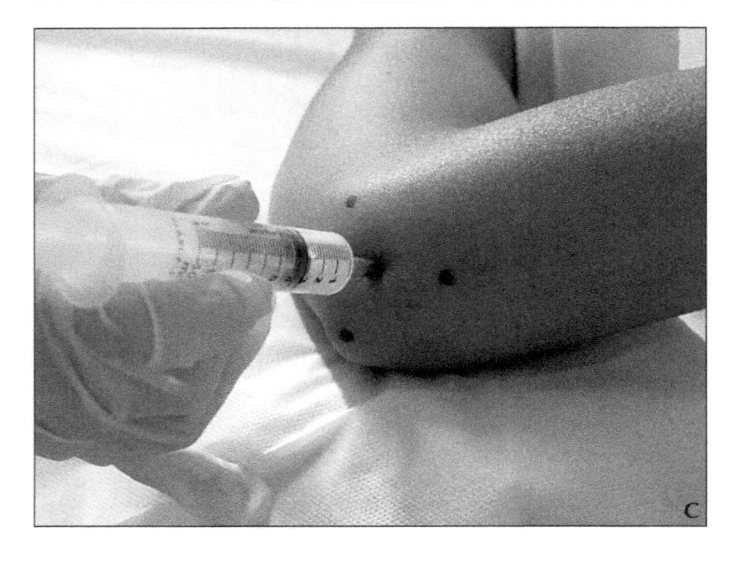

FIGURA 5.2.1
Infiltração de articulação umerorradial (do cotovelo) às cegas.

TÉCNICA

alguns casos, encostar-se à superfície superior da cabeça do rádio. Pouco anestésico deve ser injetado antes da introdução do contraste para a confirmação do posicionamento intra-articular da agulha. Em casos de sinovite, o contraste pode delinear principalmente o recesso anterior (Fig. 5.2.3A, B), mas também o posterior. Somente após a delineação do espaço articular pelo contraste, o corticosteroide deve ser injetado.

ABORDAGEM POR ULTRASSOM

O posicionamento do cotovelo pode ser diferente na abordagem por ultrassom. Essa articulação pode ser abordada por ultrassom pela via anterior e pela via posterior.

Via anterior

O cotovelo deve estar posicionado em extensão máxima com a mão em supinação. O transdutor deve ser posicionado na fossa cubital (onde se encontra o reces-

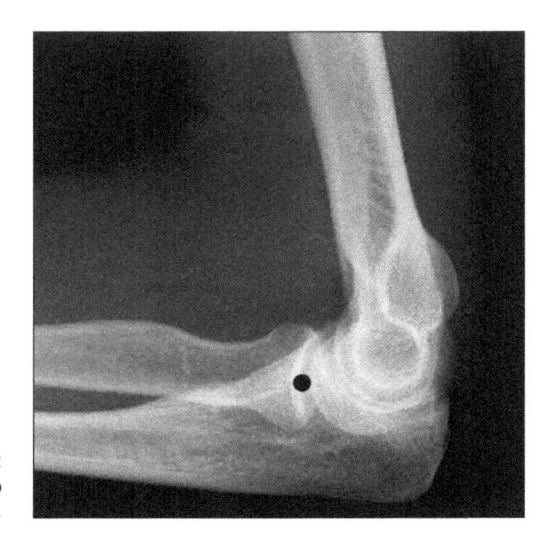

FIGURA 5.2.2
Ponto de punção da articulação umerorradial na abordagem por radioscopia.

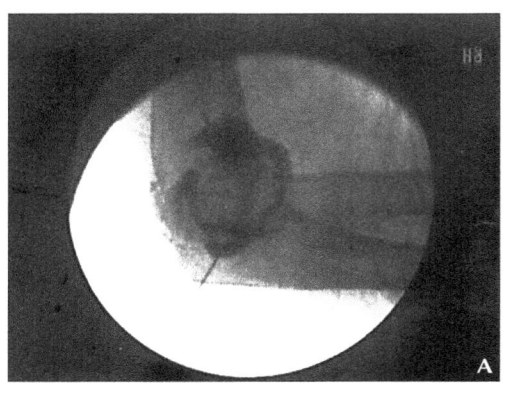

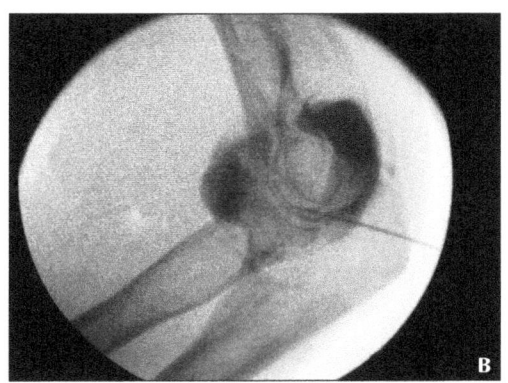

FIGURA 5.2.3
Infiltração de articulação umerorradial guiada por radioscopia.

> ## TÉCNICA
>
> so anterior da articulação) com cuidado para evitar a artéria braquial. A agulha (40 x 8 mm) deve penetrar distalmente abaixo do transdutor com inclinação de aproximadamente 45° (Fig. 5.2.4A). Assim que a agulha penetrar no recesso anterior dessa articulação, a medicação deverá ser injetada (Fig. 5.2.4B). Não é necessário penetrar na interlinha articular.
>
> **Via posterior**
>
> Nessa abordagem, o cotovelo deve ser posicionado em flexão a 90°, de preferência com um apoio abaixo dele. O transdutor deve ser posicionado na fossa do olécrano, de preferência lateralmente à margem lateral do tendão do músculo tríceps braquial. A agulha (40 x 8 mm) deve penetrar proximalmente abaixo do transdutor com inclinação de aproximadamente 70° (Fig. 5.2.5A). Por essa abordagem, a agulha deve penetrar no recesso posterior do cotovelo. Uma vez dentro desse recesso, a medicação deverá ser injetada (Fig. 5.2.5B).

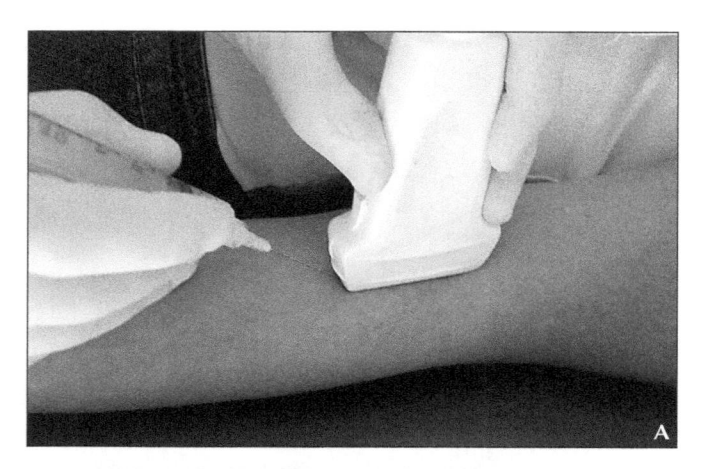

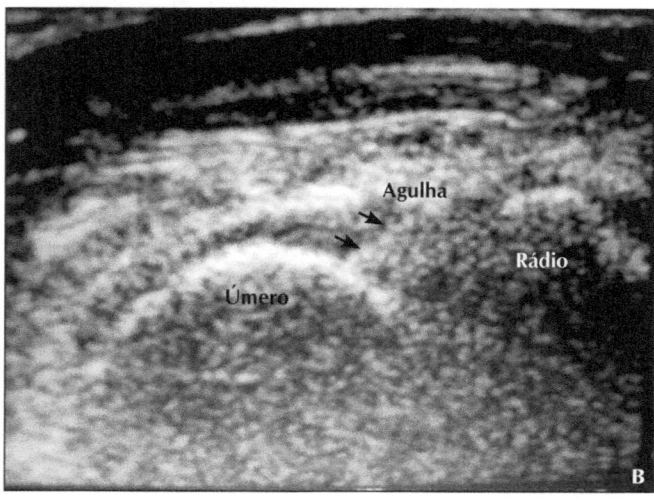

FIGURA 5.2.4
Infiltração de articulação umerorradial guiada por ultrassom.

DICAS

Para a abordagem às cegas, a pronossupinação do antebraço evidencia a articulação umerorradial. O ponto de entrada da agulha em um cotovelo sem deformidades localiza-se habitualmente em uma depressão a 1 cm abaixo da interlinha dessa articulação.

A articulação do cotovelo, principalmente em pacientes com algum grau de deformidade articular, pode ser de difícil infiltração às cegas. Portanto, é muito importante que a primeira seringa esteja apenas com lidocaína, para, em casos difíceis, se realizar uma adequada anestesia regional e para facilitar a procura do ambiente intra-articular.

Para a abordagem por radioscopia, pode-se utilizar também o posicionamento do antebraço pronado posteriormente ao corpo (entre o tronco e a mesa de exame com a palma da mão encostada nesta) com o cotovelo fletido a 90° (Fig. 5.2.6A) ou o posicionamento com o paciente sentado em uma cadeira apoiando o antebraço em pronação na mesa de exame com o cotovelo a 90° (Fig. 5.2.6B). Nessas posições, tem-se uma melhor fixação do cotovelo e, muitas vezes, uma melhor visualização do espaço umerorradial.

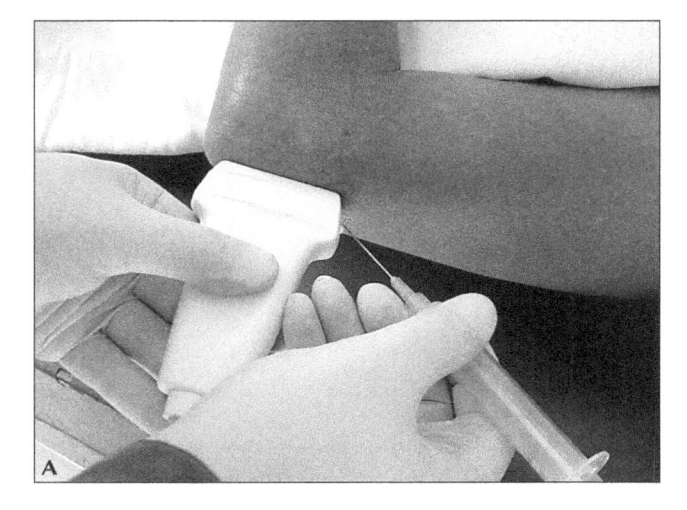

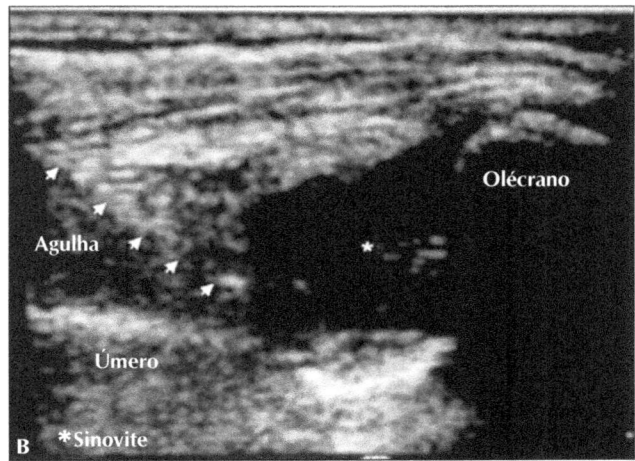

FIGURA 5.2.5
Infiltração de articulação do cotovelo guiada por ultrassom.

Lembretes

- Agulha = 30 x 7 mm (abordagem às cegas e por radioscopia) ou 40 x 8 mm (abordagem por ultrassom)
- Volume = até 3 mL de HT (60 mg)
- Direção = lateromedial (na via de abordagem às cegas ou por radioscopia), posteroanterior ou anteroposterior (respectivamente nas vias de abordagem posterior ou anterior por ultrassom).

INFILTRAÇÕES PERIARTICULARES

Infiltração do epicôndilo lateral

O epicôndilo lateral é uma região de fácil abordagem. No entanto, a superficialidade dessa estrutura pode causar dificuldade no momento de uma infiltração. Os músculos que se inserem no epicôndilo lateral o fazem em sua face anterior, não em sua face externa. A técnica clássica pela qual o epicôndilo lateral é abordado em sua face externa pode ter alguns inconvenientes, como dor mais intensa, dificuldade de penetração da agulha e, raramente, atrofia cutânea (pela superficialidade da estrutura). A técnica aqui descrita será, portanto, uma variação da abordagem externa.

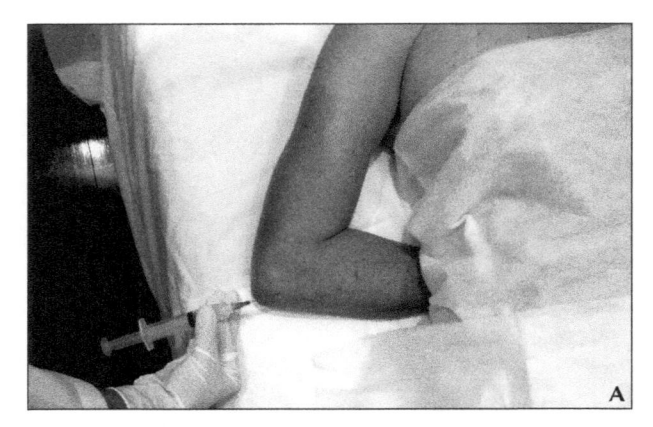

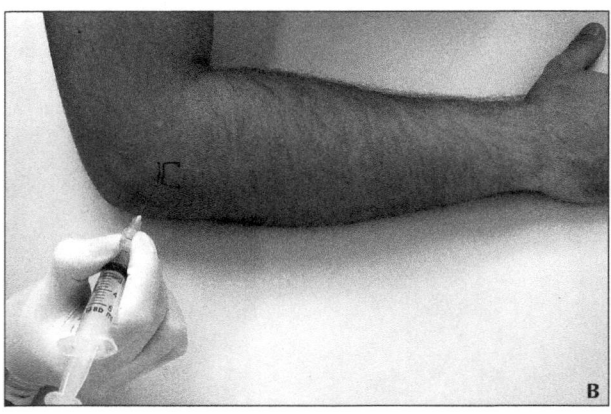

FIGURA 5.2.6
Posições acessórias para infiltração de articulação umerorradial guiada por radioscopia.

TÉCNICA

ABORDAGEM ÀS CEGAS

O paciente deve estar posicionado da mesma forma que para a abordagem às cegas para a infiltração do cotovelo. Deve-se usar uma agulha de 25 x 7 mm. O local de penetração da agulha deve ser na face anterior ou medial do epicôndilo (penetrando ainda através de algumas fibras musculares) em direção ao centro dele (Fig. 5.2.7A, B).

A agulha deve tocar a superfície óssea do epicôndilo, e a solução de corticosteroide + lidocaína é introduzida em volta dele em movimentos de vaivém desenhando um leque (Fig. 5.2.7C). É esperado que, após essa infiltração, seja observado um grande volume de líquido no subcutâneo dessa região, dada sua superficialidade.

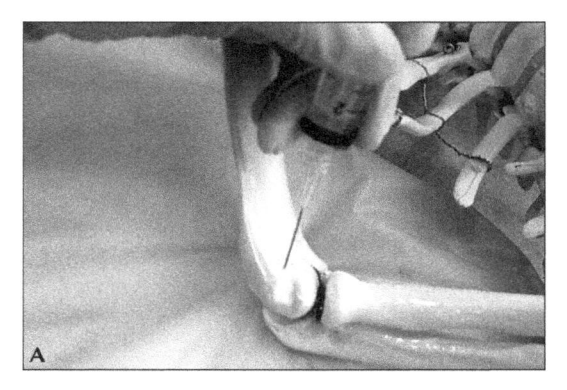

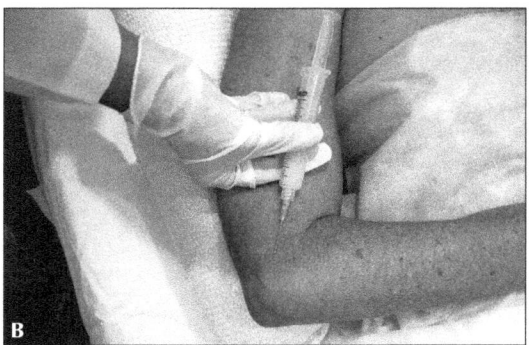

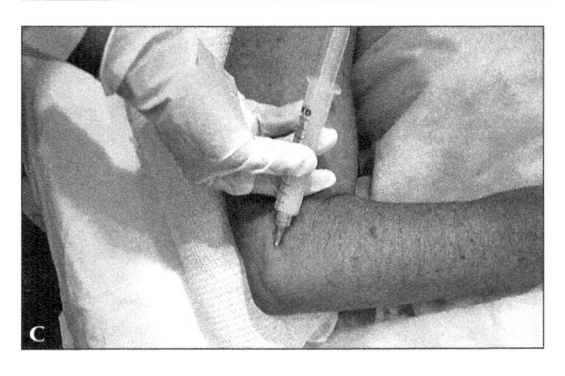

FIGURA 5.2.7
Infiltração de epicôndilo lateral às cegas.

TÉCNICA
ABORDAGEM POR ULTRASSOM

O posicionamento do cotovelo deve ser o mesmo adotado para uma infiltração às cegas. O transdutor deve estar posicionado coincidindo o seu maior eixo com o das fibras dos músculos extensores do punho (Fig. 5.2.8A). Com o epicôndilo posicionado aproximadamente no meio do transdutor, a agulha deve penetrar pela extremidade distal do transdutor com inclinação de 45° paralelamente e abaixo dele na direção de distal para proximal até atingir a região periepicôndilo mais inflamada (Fig. 5.2.8B). Uma vez bem posicionada a agulha, a medicação pode ser injetada.

Lembretes

- Agulha = 25 x 7 mm (abordagem às cegas), 40 x 8 mm (abordagem por ultrassom)
- Volume = 1 mL de corticosteroide + 1mL de lidocaína
- Direção mediolateral (abordagem às cegas), de distal para medial (abordagem pelo ultrassom)

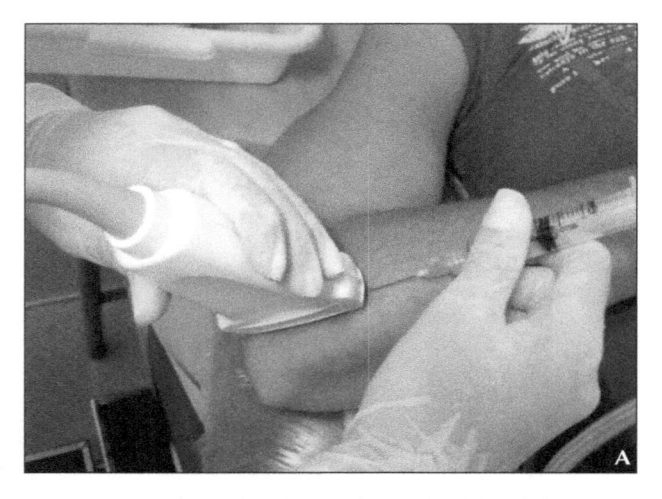

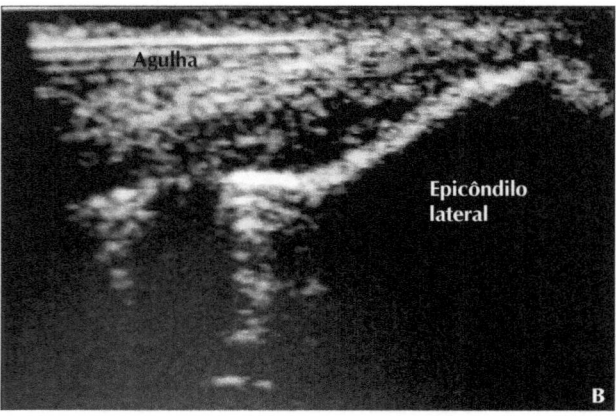

FIGURA 5.2.8
Infiltração do epicôndilo lateral guiada por ultrassom.

Infiltração do epicôndilo medial

A infiltração do epicôndilo medial não é realizada tão frequentemente quanto à do lateral, mas pode ser efetuada baseada em conceitos semelhantes. Uma diferença importante nesse caso é a proximidade do nervo ulnar, em sua passagem pela face posteroexterna do epicôndilo medial. Mais uma vez vale a pena lembrar que os músculos que se inserem no epicôndilo medial o fazem pela sua face interna ou anterior. Por esse motivo e para evitar o contato indesejável com o nervo ulnar, a abordagem dessa estrutura no momento de uma infiltração deve ser pela face anterior ou interna.

TÉCNICA

ABORDAGEM ÀS CEGAS

O paciente deve estar em decúbito dorsal com o cotovelo fletido a 90° e o braço em elevação anterior máxima de forma que o antebraço, em pronação, fique repousando sobre a mesa de exame por trás da cabeça do paciente (face dorsal do antebraço sobre a maca). Deve-se usar uma agulha de 25 x 7 mm. A existência de um apoio sob o cotovelo pode facilitar o procedimento.

Por essa abordagem, o local de penetração da agulha deve ser na face anterior ou interna do epicôndilo medial em direção ao centro deste (Fig. 5.2.9A, B).

A agulha novamente deve tocar a superfície óssea do epicôndilo, e a medicação a ser infiltrada deve ser introduzida em íntima relação com o seu periósteo, desenhando-se um leque sobre sua face interna (Fig. 5.2.9C). A qualquer sensação de parestesia (contato indevido com o nervo ulnar), deve-se reposicionar a agulha, retirando-a 1 a 2 mm, para somente então continuar o procedimento.

ABORDAGEM POR ULTRASSOM

O posicionamento do cotovelo deve ser o mesmo adotado para uma infiltração às cegas. O transdutor deve estar posicionado coincidindo o seu maior eixo com o das fibras dos músculos flexores do punho. Com o epicôndilo posicionado aproximadamente no meio do transdutor, a agulha (40 x 8 mm) deve penetrar na extremidade distal do transdutor com inclinação de 45° até atingir a região periepicôndilo mais inflamada (Fig. 5.2.10A, B); a medicação, então, poderá ser injetada.

Lembretes

- Agulha = 25 x 7 mm (abordagem às cegas), 40 x 8 mm (abordagem por ultrassom)
- Volume = 1 mL de corticosteroide + 1 mL de lidocaína
- Direção lateromedial (abordagem às cegas), de distal para medial (abordagem pelo ultrassom)

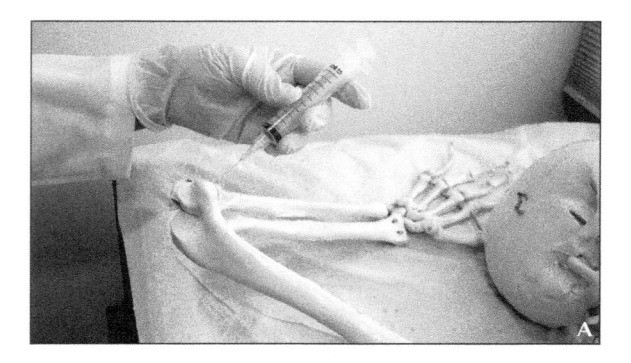

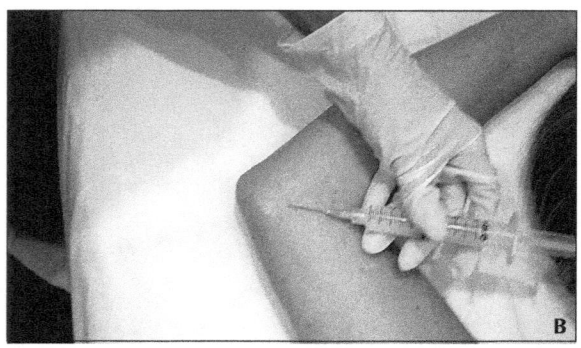

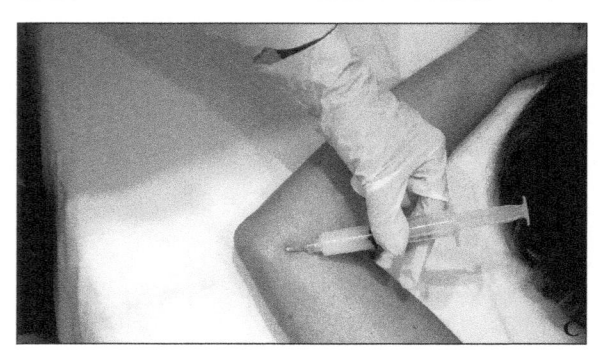

FIGURA 5.2.9
Infiltração de epicôndilo medial às cegas.

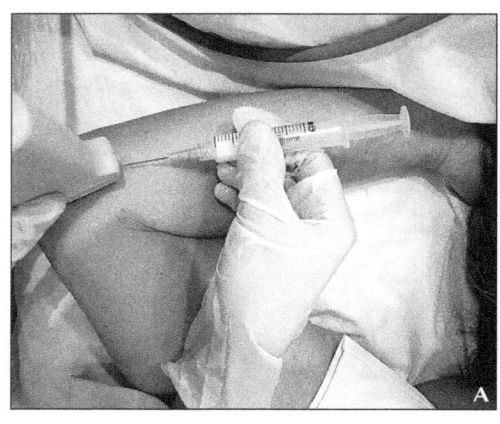

FIGURA 5.2.10
Infiltração do epicôndilo medial guiada por ultrassom.

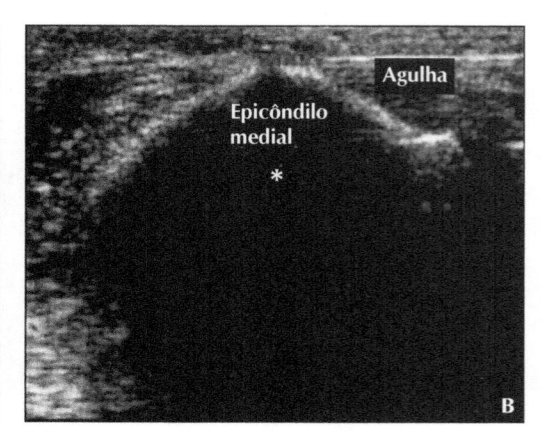

5 INFILTRAÇÕES APENDICULARES DE MEMBRO SUPERIOR

5.3 Mão

INFILTRAÇÕES INTRA-ARTICULARES

Articulação radiocarpal (punho)

O punho é uma articulação muito frequentemente acometida por enfermidades reumáticas, principalmente pela artrite reumatoide (AR). Pode ser abordada para uma infiltração intra-articular distalmente ao rádio, distalmente à ulna, mediocarpal ou ainda pela articulação radiulnar distal. Os recessos articulares do punho são vários e habitualmente muito superficiais. Portanto, não é necessária uma agulha longa para a realização de uma infiltração intra-articular nessa articulação.

Pelas suas características anatômicas (grande número de ligamentos interósseos, interlinhas articulares estreitas e recessos articulares superficiais), é uma articulação de infiltração intra-articular mais elaborada, o que pode implicar em dois eventos. Primeiramente, pode ser uma infiltração mais dolorosa, o que requer, portanto, uma adequada anestesia regional. Em segundo lugar, é uma infiltração em que o refluxo da medicação infiltrada é bastante frequente, o que pode acarretar posteriormente atrofia cutânea. Portanto, nessa articulação, faz-se necessária uma maior ênfase à introdução de ar na seringa junto ao corticosteroide ou a utilização de uma torneirinha de três vias para facilitar a introdução final de 0,5 mL de lidocaína na tentativa de evitar o refluxo do corticosteroide.

TÉCNICA

ABORDAGEM ÀS CEGAS

Utiliza-se uma agulha de 25 x 7 mm, e pode ser introduzido, no ambiente intra-articular, um volume de hexacetonide de triancinolona (HT) de até 1,5 a 2 mL (dependendo do porte da articulação e da exuberância da sinovite em questão). A utilização da lidocaína (em uma seringa separada) previamente à infusão do corticosteroide é muito importante nessa articulação. Esse anestésico é útil não só para a anestesia local, que habitualmente se faz necessária assim que a agulha toca o periósteo, mas principalmente para se observar a resistência à entrada do líquido e o refluxo dele (o que garante a localização da agulha no ambiente intra-articular).

O paciente deve estar deitado em decúbito dorsal com o antebraço e a mão pronados sobre a maca. O reparo anatômico a ser considerado para a entrada da agulha é a fosseta dorsal do carpo (Fig. 5.3.1), depressão dorsal do punho correspondente ao espaço radiocarpal. A direção da agulha deve ser anteroposterior perpendicular-

> **TÉCNICA**
>
> mente à pele (Fig. 5.3.2A, B). Ao menor contato com os ossos do carpo, deve ser realizada anestesia local. Só então se deve procurar o espaço radiocarpal. Após a sensação de passagem da agulha entre duas superfícies ósseas, principalmente se é observado algum refluxo (seja do anestésico ou do líquido sinovial), o HT pode ser infundido (Fig. 5.3-3A, B, C).

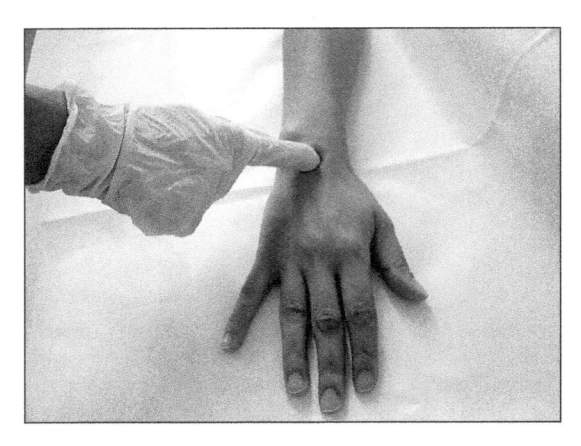

FIGURA 5.3.1
Reparo anatômico para infiltração de articulação radiocarpal (do punho) às cegas.

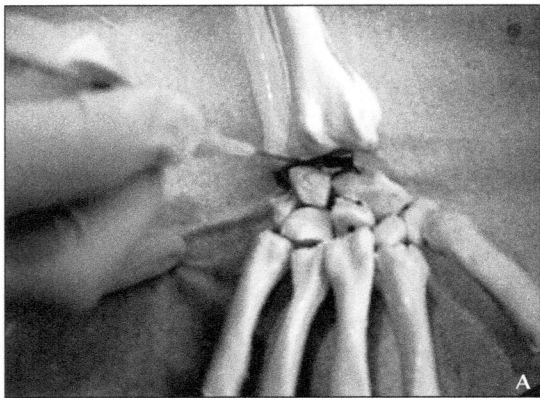

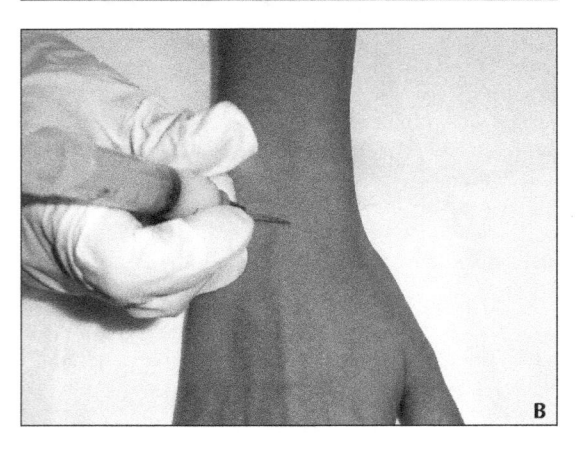

FIGURA 5.3.2
Infiltração de articulação radiocarpal (do punho) às cegas.

TÉCNICA

ABORDAGEM POR RADIOSCOPIA

O posicionamento do paciente deve ser o mesmo da abordagem às cegas, mas a inclinação da agulha pode ser mais oblíqua em relação à pele. Vários são os pontos que podem ser utilizados para a entrada da agulha. A penetração da agulha nas interlinhas articulares visíveis à radioscopia é habitualmente muito difícil, pois essas interlinhas são geralmente preenchidas por fortes ligamentos interósseos. O ponto de punção da agulha pode visar à interlinha entre o rádio e os ossos escafoide ou semilunar ou pode visar a tocar diretamente a extremidade proximal do osso capitato. No entanto, ao se tentar puncionar o punho por essas interlinhas, as mais facilmente puncionáveis são as formadas ou pelo escafoide, o capitato e o trapézio,

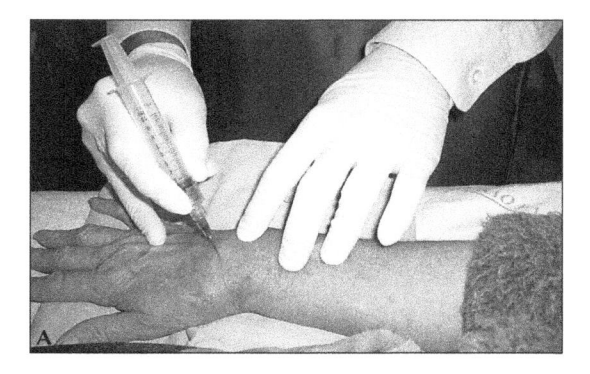

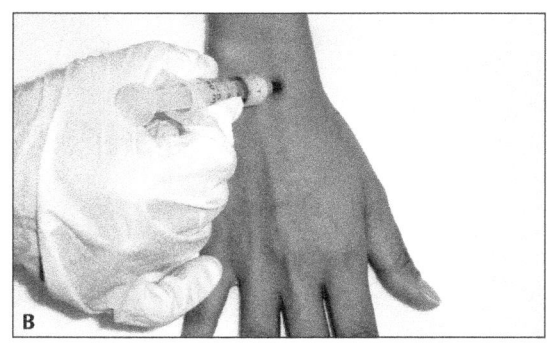

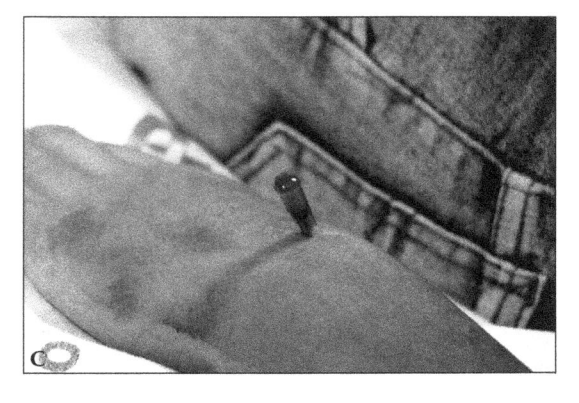

FIGURA 5.3.3
Infiltração da articulação radiocarpal às cegas.

> **TÉCNICA**
>
> ou pelo semilunar, o hamato e o piramidal (Fig. 5.3.4). Ao contato ósseo, pequena quantidade de anestésico deve ser introduzida e, logo em seguida, o contraste, para a certificação da localização da agulha no ambiente intra-articular. Não se deve esperar no punho o delineamento das interlinhas articulares pelo contraste, o que acontece muito raramente. Deve-se ter treinamento suficiente para reconhecer o delineamento dos recessos radiocarpal e radiulnar distal e, principalmente, dos inúmeros recessos mediocarpais, distribuídos na superfície dorsal do punho. Em pacientes com AR, é comum a exuberância sinovial desses recessos, assim como a comunicação da interlinha radiocarpal com a articulação radiulnar distal (Fig. 5.3.5A, B, C). Após a certificação do posicionamento da agulha no ambiente intra--articular, o HT pode ser introduzido, levando-se em consideração os mesmos cuidados da abordagem às cegas, a fim de se evitar o refluxo do fármaco para a pele.

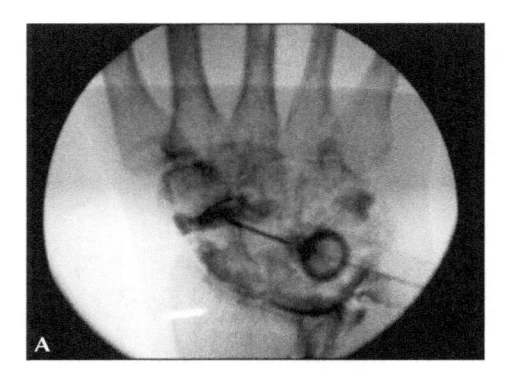

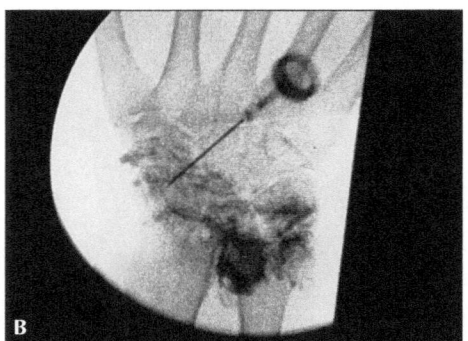

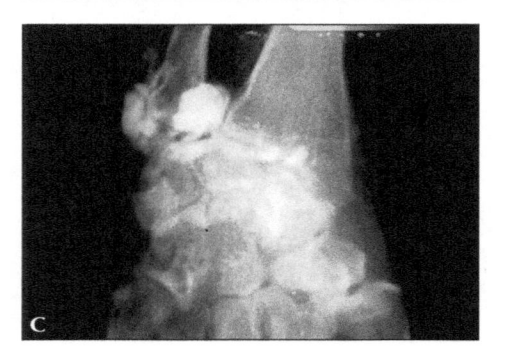

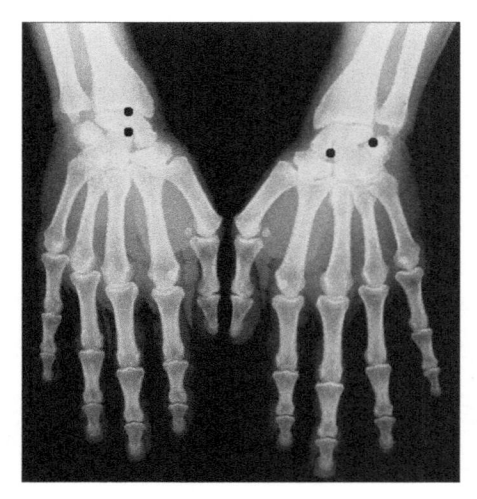

FIGURA 5.3.4
Pontos de punção da articulação do punho na abordagem por radioscopia.

FIGURA 5.3.5
Infiltrações da articulação do punho guiada por radioscopia.

TÉCNICA

ABORDAGEM POR ULTRASSOM

O posicionamento do punho para a infiltração intra-articular guiada por ultrassom é o mesmo que para a infiltração às cegas. O transdutor deve estar posicionado transversalmente à interlinha articular radiocarpal. A agulha (25 x 7 mm) deve penetrar pela extremidade distal do transdutor no sentido proximal com inclinação de 45° abaixo dele e deve encontrar o maior recesso articular dessa região (Fig. 5.3.6A, B). Depois disso, o corticosteroide pode ser introduzido. Mais uma vez, não é necessária a penetração da agulha na interlinha articular.

DICA

Na abordagem às cegas do punho, o espaço radiocarpal é mais facilmente encontrado inclinando-se ligeiramente a agulha radialmente. No entanto, em punhos pequenos ou utilizando-se agulhas longas, essa manobra pode promover a saída da agulha do espaço intra-articular e consequente atrofia subcutânea na região próxima à tabaqueira anatômica após a infiltração.

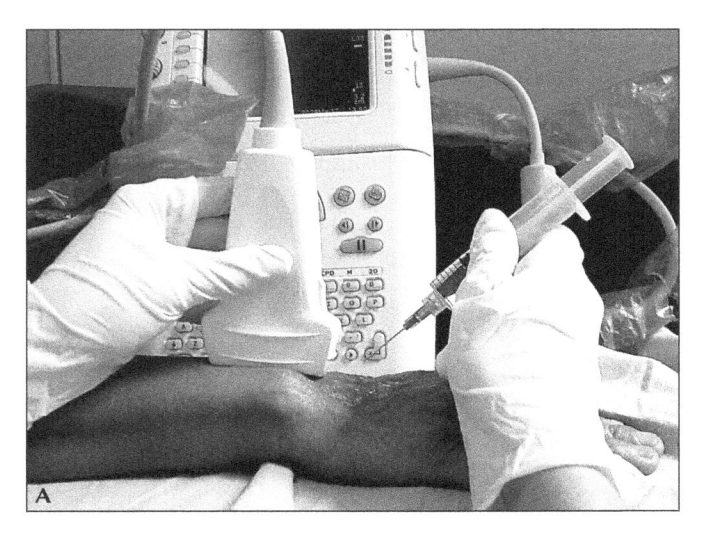

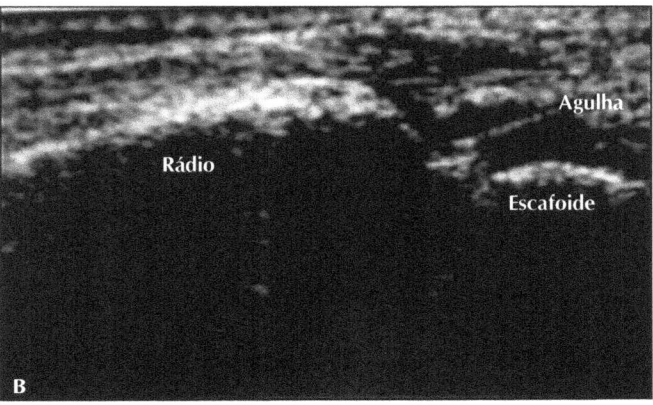

FIGURA 5.3.6
Infiltração da articulação radiocarpal guiada por ultrassom.

Infiltrações no aparelho locomotor

Lembretes

- Agulha = 25 x 7 mm
- Volume = 1,5 a 2 mL de HT (30 a 40 mg)
- Direção = anteroposterior

Primeira articulação carpometacarpal

Essa é uma articulação de difícil abordagem às cegas pela difícil palpação de sua interlinha articular, por ser sede habitual de processo degenerativo e por seus acometimentos concorrerem para uma deformidade em adução do primeiro metacarpo. A infiltração dessa articulação pode ser dolorosa.

TÉCNICA

ABORDAGEM ÀS CEGAS

Habitualmente utiliza-se agulha de insulina, e pode ser introduzido, no ambiente intra-articular, um volume de HT de até 1 mL. Nesse caso, a utilização de lidocaína em uma seringa em separado pode não ser interessante, pois se deve evitar ocupar o pequeno espaço intra-articular dessa articulação antes da infusão da medicação. Quando utilizada, deve ser em pequeno volume. A utilização de uma seringa de rosca é fundamental para evitar a desconexão da agulha, já que a penetração intra-articular do líquido infiltrado normalmente sofre uma resistência maior nesse local.

O paciente deve estar deitado em decúbito dorsal com o antebraço e a mão em posição neutra, ou seja, com a superfície ulnar da mão encostada na maca. Para evidenciar por meio do tato a interlinha articular, deve-se tracionar o primeiro quirodáctilo ou solicitar ao paciente que realize uma flexão do polegar dentro da palma da mão. Trata-se de pequena depressão localizada proximalmente à base do 1º metacarpo e radialmente à tabaqueira anatômica. Com base na posição adotada pela mão, a agulha deve ser introduzida perpendicularmente à pele na direção anteroposterior (Fig. 5.3.7A, B, C).

ABORDAGEM POR RADIOSCOPIA

O posicionamento da mão nessa abordagem é diferente do adotado para a abordagem às cegas, pois a superposição de imagens à radioscopia dificulta a visualização da interlinha articular com a mão em posição neutra. A mão deve estar supinada repousando sobre a mesa, com o primeiro quirodáctilo sendo tracionado para promover uma maior abertura da interlinha articular. A agulha (de insulina) deve penetrar na face externa da articulação obliquamente à pele no sentido lateromedial visando à interlinha articular (Figs. 5.3.8 e 5.3.9). Devido ao pequeno espaço articular, é preferível a utilização direta do contraste sem o uso prévio de lidocaína (Fig. 5.3.10A, B). Após a certificação do posicionamento intra-articular, a medicação pode ser injetada. Pode ser necessário o aprofundamento da agulha até se conseguir o contato ósseo nessa região.

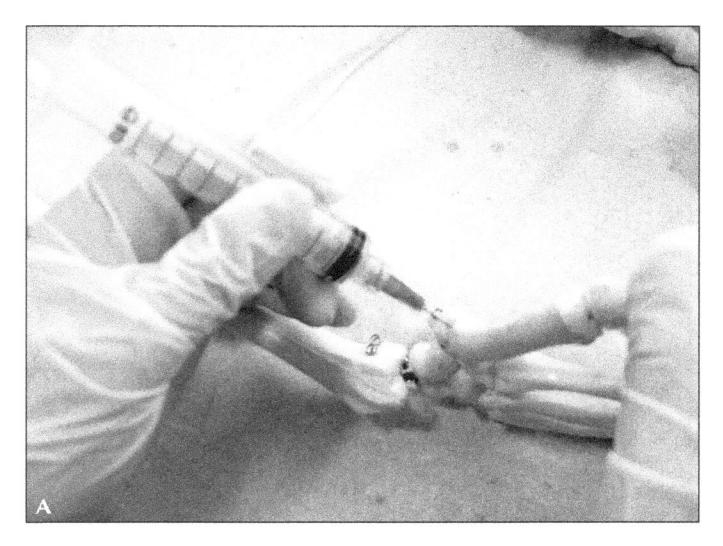

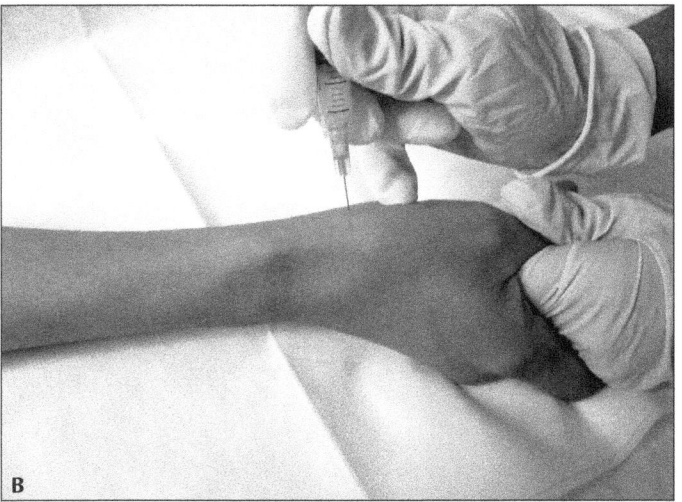

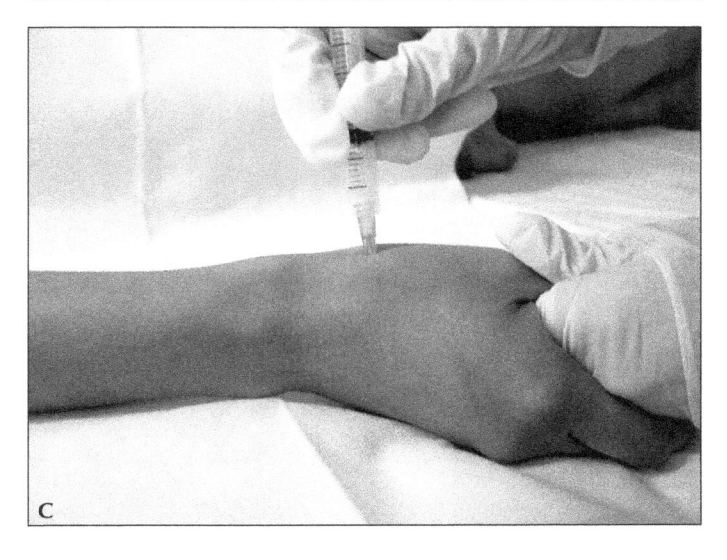

FIGURA 5.3.7
Infiltração da 1ª articulação carpometacarpal às cegas.

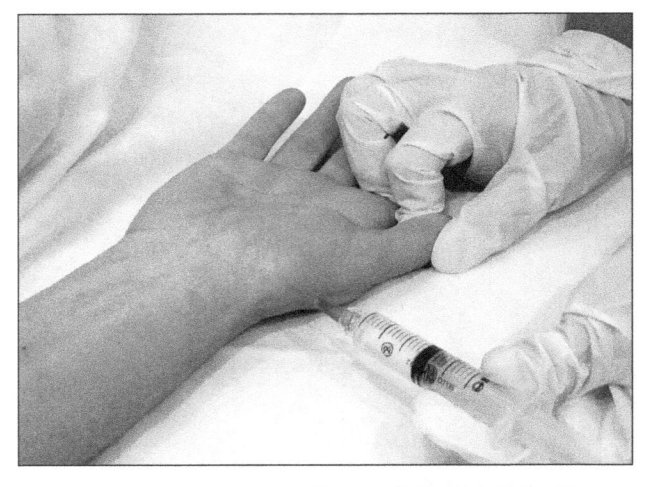

FIGURA 5.3.8
Posição para punção da
1ª articulação carpometacarpal
na abordagem por radioscopia.

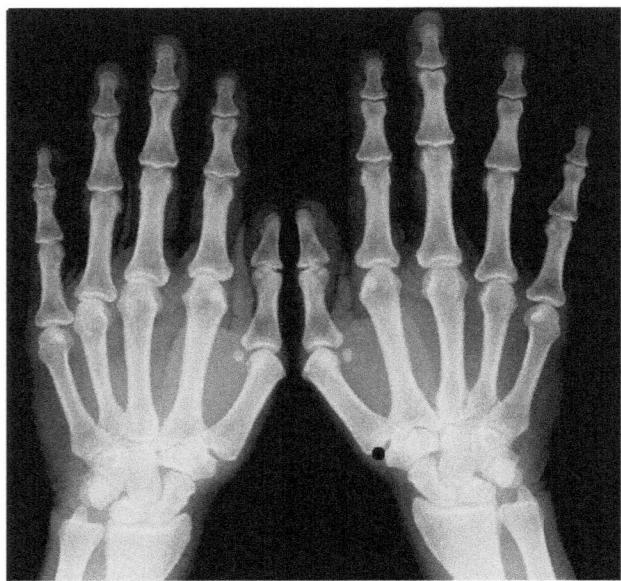

FIGURA 5.3.9
Ponto de punção da
1ª articulação carpometacarpal
na abordagem por radioscopia.

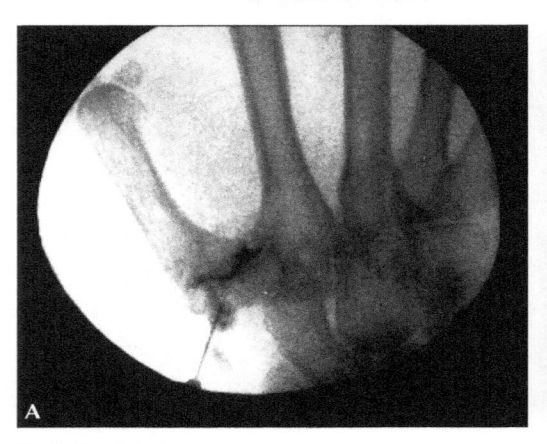

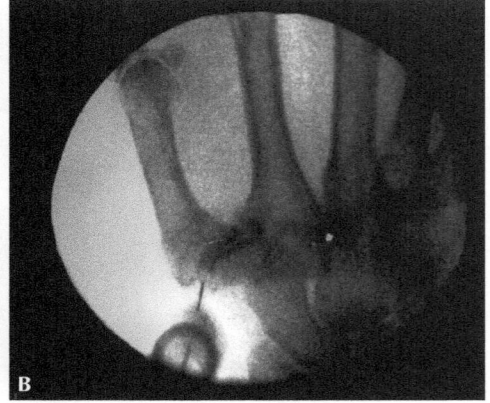

FIGURA 5.3.10
Infiltração da 1ª articulação carpometacarpal guiada por radioscopia.

TÉCNICA

ABORDAGEM GUIADA POR ULTRASSOM

Nessa abordagem, o posicionamento é o mesmo adotado para a abordagem às cegas. O transdutor deve ser posicionado transversalmente à interlinha da 1ª articulação carpometacarpal e, de preferência, deve ocorrer um tracionamento distal do polegar para que o espaço articular seja aumentado. A agulha (25 x 7 mm) deverá penetrar a 45° paralelamente e abaixo da extremidade distal do transdutor (Fig. 5.3.11A). A direção da agulha deverá ser de distal para proximal, e assim que a cápsula articular for puncionada, a medicação deverá ser infundida (Fig. 5.3.11B).

DICA

Devido à resistência à infusão intra-articular da medicação, o uso de seringa de rosca e o tracionamento distal do polegar se fazem sempre necessários, além de, muitas vezes, a realização de movimentos milimétricos de vaivém da agulha enquanto se injeta a medicação.

Lembretes

- Agulha = insulina (abordagem às cegas e guiada por radioscopia), 25 x 7 mm (abordagem guiada por ultrassom)
- Volume = até 1 mL de HT (20 mg)
- Direção = anteroposterior (abordagem às cegas e guiada por ultrassom), lateromedial (abordagem por radioscopia)

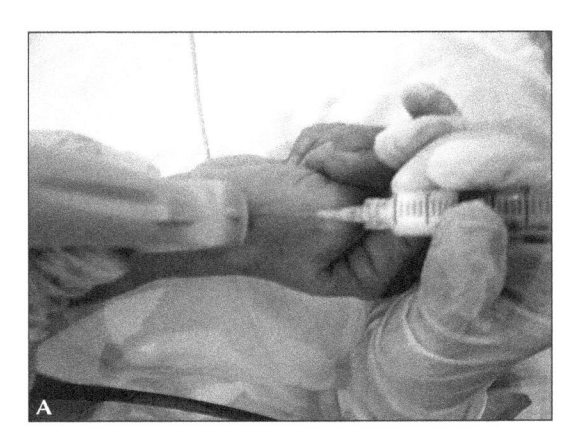

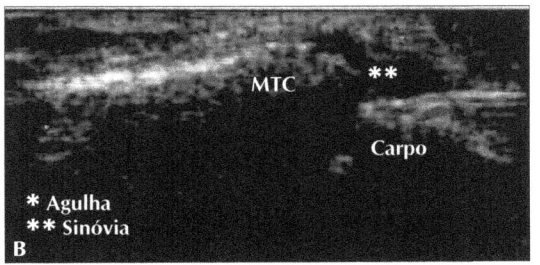

FIGURA 5.3.11
Infiltração da 1ª articulação carpometacarpal guiada por ultrassom.

Infiltrações no aparelho locomotor

Articulação metacarpofalângica

Assim como o punho, a articulação metacarpofalângica é bastante acometida pelas síndromes reumatoides, sendo, portanto, sede frequente de infiltrações intra-articulares. A abordagem dessas articulações para uma infiltração intra-articular pode ser realizada pela face radial (de mais fácil acesso, mas sujeita a acidentes mais frequentes dada a frouxidão da bandaleta radial) ou pela ulnar (de mais difícil acesso, porém mais segura).

TÉCNICA

ABORDAGEM ÀS CEGAS

Do mesmo modo que na 1ª carpometacarpal, utiliza-se agulha de insulina para a infiltração dessa articulação. Pode ser introduzido no ambiente intra-articular um volume de HT de 0,5 a 1 mL, dependendo do porte da articulação. Nesse caso, a utilização prévia de lidocaína em uma seringa em separado pode não ser viável pelo pequeno espaço intra-articular, e a utilização de uma seringa de rosca é mais uma vez fundamental.

O paciente deve estar deitado em decúbito dorsal com o antebraço e a mão pronados sobre a maca. Deve-se tracionar o quirodáctilo em questão para evidenciar visualmente ou por meio do tato a interlinha articular. A agulha deve ser introduzida nessa interlinha lateralmente ao complexo extensor (ulnar ou radialmente) e nunca através deste (Fig. 5.3.12A, B). A direção deve ser perpendicular ao maior eixo do dedo, quase que horizontalmente, para passar "abaixo" do complexo extensor da articulação (Fig. 5.3.12C). Não deverá haver contato ósseo da agulha em uma in-

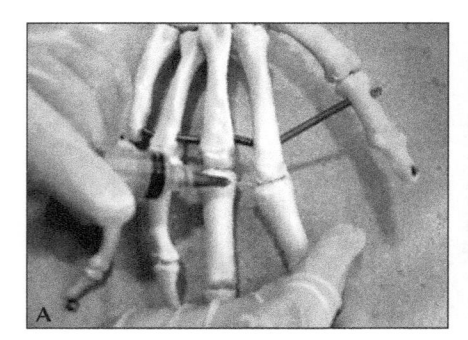

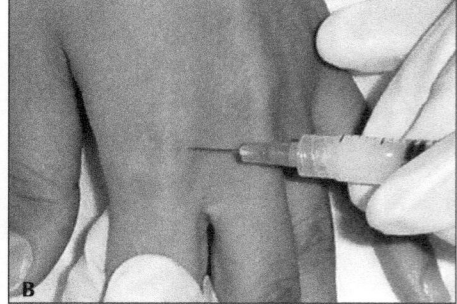

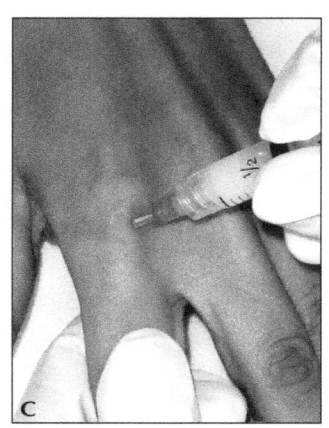

FIGURA 5.3.12
Infiltração de articulação metacarpofalângica às cegas.

TÉCNICA

filtração bem-sucedida nessa articulação. Deve-se sentir, durante o procedimento, a "tensão" da articulação, que muitas vezes pode não suportar um volume de 0,5 mL. A utilização de "seringas" de insulina com agulhas não removíveis pode facilitar a infiltração de uma metacarpofalângica de difícil abordagem.

ABORDAGEM POR RADIOSCOPIA

O posicionamento do paciente e da mão deve ser o mesmo para a abordagem às cegas. A agulha deve encontrar o recesso articular da metacarpofalângica em vez da interlinha articular (frequentemente diminuída ou com anatomia subvertida por subluxação ulnar ou volar em um paciente reumatoide). Portanto, a agulha deve tocar a cabeça do metacarpo em seu terço distal (Fig. 5.3.13), no sentido anteroposterior, sempre tendo o cuidado de penetrar lateralmente e não através do complexo extensor do quirodáctilo. O contraste deve ser introduzido ao contato ósseo, e a imagem que se espera obter é a de uma esfera ou anel em volta da cabeça do metacarpo (Fig. 5.3.14A, B). Só então a medicação deve ser introduzida.

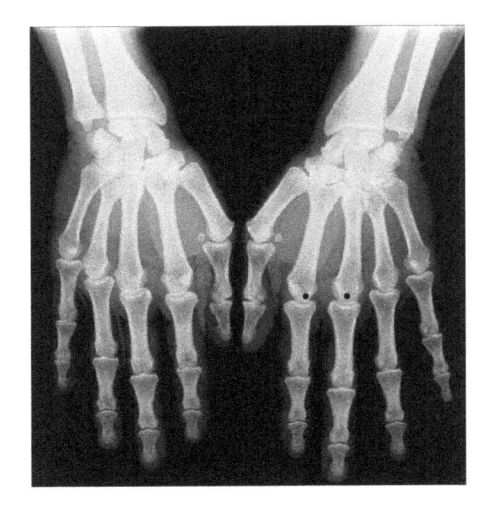

FIGURA 5.3.13
Ponto de punção da articulação metacarpofalângica na abordagem por radioscopia.

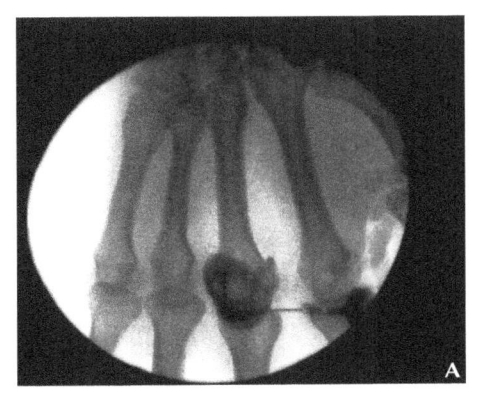

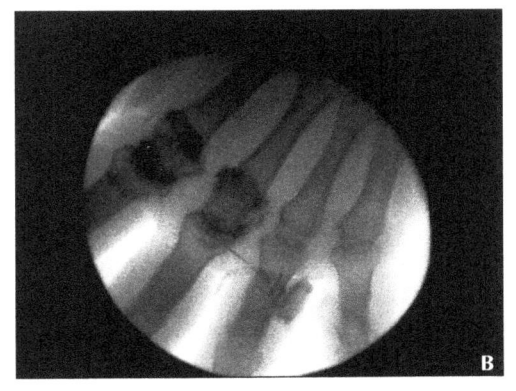

FIGURA 5.3.14
Infiltração da articulação metacarpofalângica guiada por radioscopia.

TÉCNICA

ABORDAGEM POR ULTRASSOM

Essa abordagem por vezes é difícil de ser realizada devido ao pequeno porte e à superficialidade da articulação. Essas características fazem desse procedimento uma intervenção um tanto dolorosa.

O posicionamento da articulação é o mesmo que o da abordagem às cegas. No entanto, a agulha a ser utilizada é a de 25 x 8 mm (mais ecogênica).

O transdutor deve ser posicionado transversalmente à interlinha articular, na sua face dorsal (onde se encontra o maior recesso articular). A agulha deve penetrar pela extremidade proximal do transdutor com uma inclinação de 45° paralelamente e abaixo deste até atingir o recesso articular (Fig. 5.3.15A, B). Uma vez dentro do recesso, a medicação deve ser injetada. Se possível, evitar o uso prévio de lidocaína para evitar a troca de seringa e a diminuição do espaço intra-articular.

Deve-se ter o cuidado de fugir do complexo extensor do dedo e de se utilizar bastante gel abaixo do transdutor para melhorar a visualização do recesso articular.

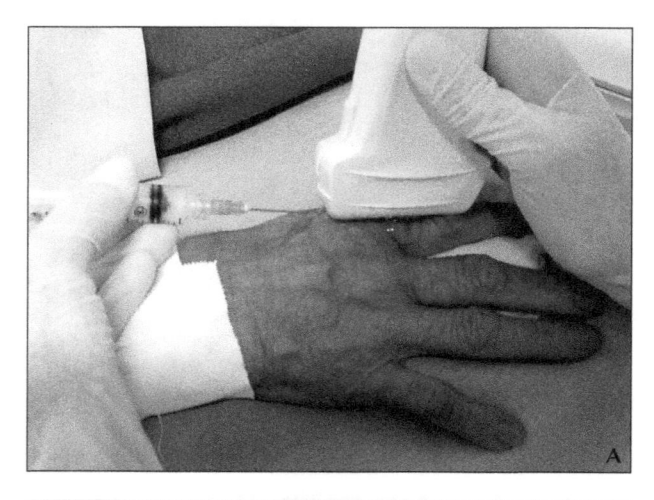

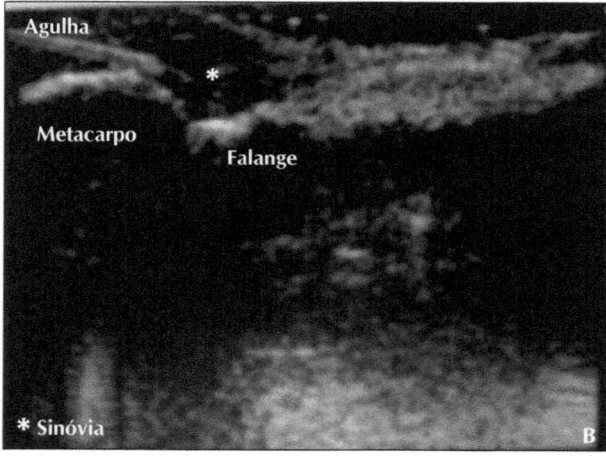

FIGURA 5.3.15
Infiltração da articulação metacarpofalângica guiada por ultrassom.

DICAS

O recesso articular da articulação metacarpofalângica encontra-se na face dorsal da articulação, sobre a cabeça do metacarpo, abaixo do complexo extensor do quirodáctilo. Portanto, em uma infiltração bem-sucedida (às cegas ou por radioscopia), o líquido infiltrado irá fazer volume nessa região.

Quando há deformidade, como subluxação volar dessa articulação, sua redução, tracionando-se o terço proximal da falange no sentido dorsal, facilita a visualização da interlinha articular em caso de uma abordagem às cegas.

Em casos de infiltração às cegas em que a agulha encontre (toque) a cabeça do metacarpo (posicionamento inadequado), deve-se redirecioná-la no sentido distal. A agulha só deve ter contato ósseo em uma infiltração de metacarpofalângica se essa for guiada por imagem.

Lembretes

- Agulha = insulina (abordagem às cegas e guiada por radioscopia) e 25 x 8 mm (abordagem guiada por ultrassom)
- Volume = 0,5 a 1 mL de HT (10 a 20 mg)
- Direção = perpendicular ao eixo do dedo (abordagem às cegas), anteroposterior (abordagem por radioscopia) e proximal-distal (abordagem por ultrassom)

Articulações interfalângicas

Tanto a interfalângica proximal quanto a distal são articulações de difícil infiltração às cegas por médicos inexperientes, dada a estreita e pouco visível interlinha articular, além do seu pequeno espaço articular.

É quase impossível a introdução da agulha na interlinha articular dessa articulação, mesmo em situações de sinovite. Portanto, deve-se tentar manobras para uma estratégia mais fácil, a saber, puncionar o recesso articular dorsal dessa articulação.

TÉCNICA

ABORDAGEM ÀS CEGAS

Utiliza-se agulha de insulina com seringa de rosca, e pode ser introduzido no ambiente intra-articular um volume de HT de 0,3 a 0,5 mL, dependendo do porte da articulação. A utilização de lidocaína em uma seringa em separado é pouco útil e pode atrapalhar a *performance* nesse procedimento.

A posição do paciente é mais uma vez em decúbito dorsal com o antebraço e a mão pronados sobre a maca. O quirodáctilo deve ser tracionado distalmente. Apesar de raramente visível ou palpável, a interlinha articular encontra-se habitualmente sob a prega média da superfície extensora da articulação interfalângica. A agulha deve ser introduzida no cruzamento dessa prega com uma linha vertical imaginária que separe a face dorsal da face lateral do dedo (Fig. 5.3.16A, B). A direção da agulha deve ser perpendicular ao maior eixo do quirodáctilo, quase horizontalmente, com intenção de passar por baixo do complexo extensor (Fig. 5.3.16C, 5.3.17A, B). É comum que a

> **TÉCNICA**
>
> agulha toque precocemente o periósteo. Nesse caso, deve-se reposicioná-la, fazendo a sua anteriorização (ou superficialização) para atingir o recesso articular.
>
> A resistência à entrada da medicação é mais frequente nas infiltrações das articulações interfalângicas do que em outras articulações.

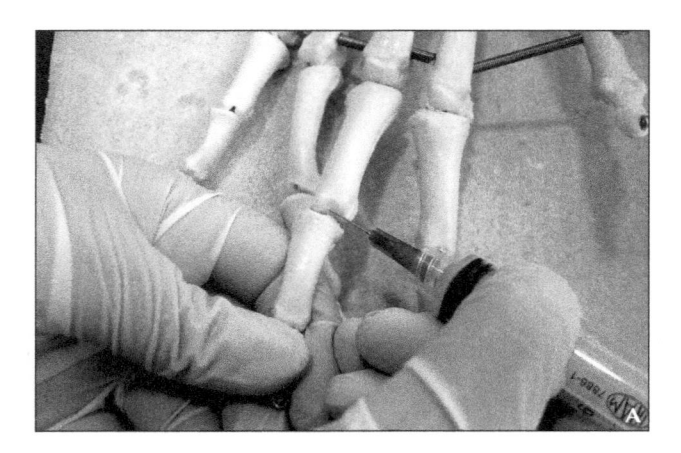

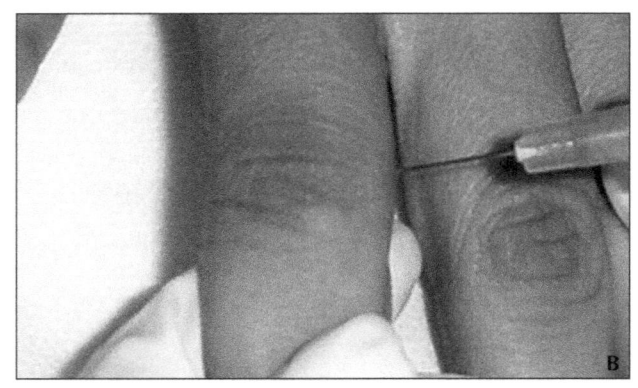

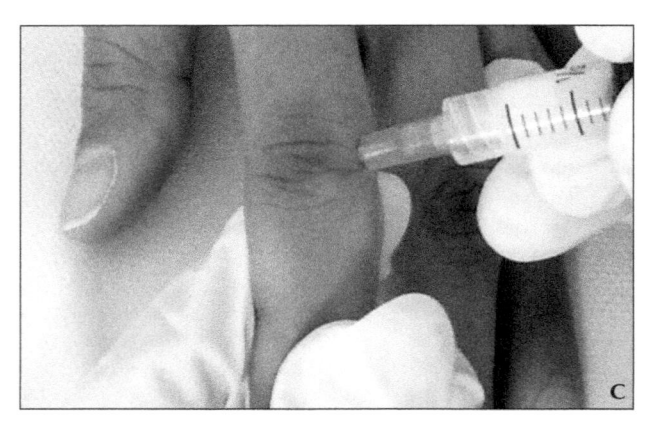

FIGURA 5.3.16
Infiltração da articulação interfalângica dos quirodáctilos às cegas.

TÉCNICA

ABORDAGEM POR RADIOSCOPIA

As mesmas condições da abordagem às cegas quanto à agulha, dosagem de medicação e posicionamento devem ser adotadas na abordagem por radioscopia. Como será utilizado o volume sobressalente do contraste, talvez seja impossível a introdução da mesma quantidade do HT utilizada na abordagem às cegas. Mais uma vez, a agulha deve visar, em vez da interlinha articular, ao recesso articular da interfalângica. Portanto, a agulha deve tocar o ponto mais distal da falange proximal, no caso da articulação interfalângica proximal, e da falange média, no caso da interfalângica distal. Para ser mais preciso, deve-se puncionar a falange em ponto imediatamente proximal à interlinha articular em questão (Fig. 5.3.18). O sentido da agulha deve ser anteroposterior, sempre tendo o cuidado de penetrar lateralmente e não através do complexo extensor do quirodáctilo. O contraste deve ser introduzido ao contato ósseo (a menor quantidade possível), e a imagem que se espera obter é a de uma esfera ou anel em volta do terço distal da falange em questão (Fig. 5.3.19A, B). Só então a medicação deverá ser introduzida.

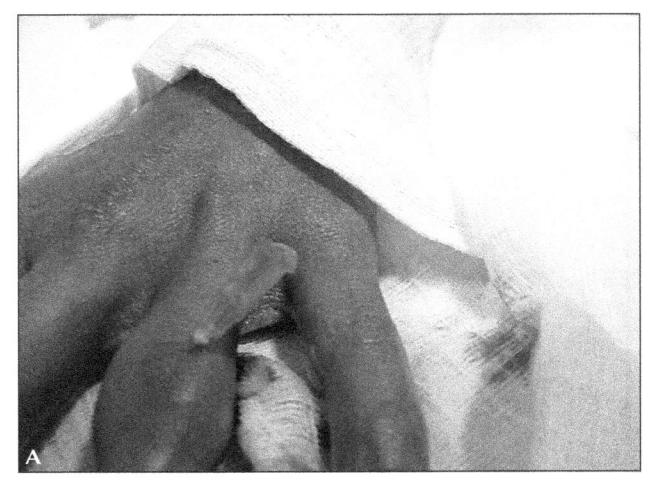

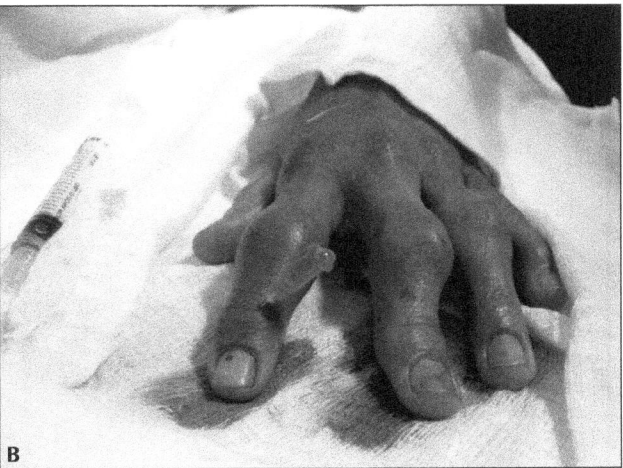

FIGURA 5.3.17
Infiltração de articulação interfalângica proximal (A) e distal (B) às cegas com refluxo de líquido sinovial.

Infiltrações no aparelho locomotor

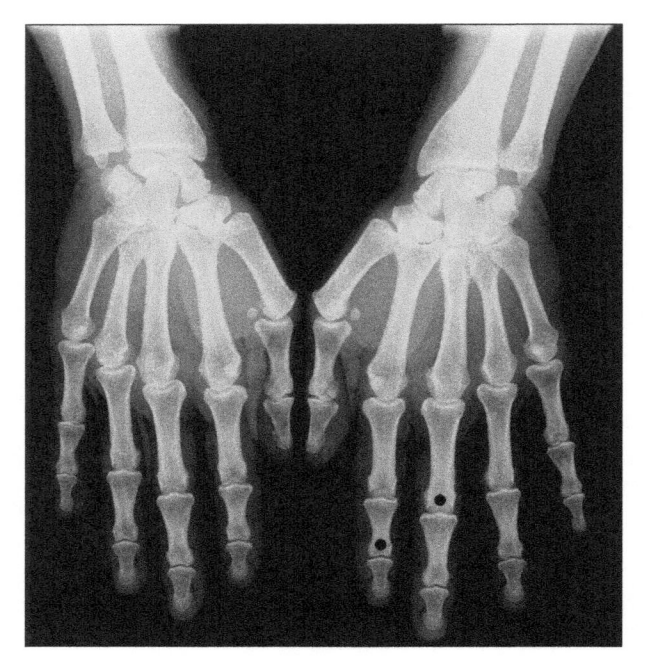

FIGURA 5.3.18
Pontos de punção da articulação interfalângica na abordagem por radioscopia.

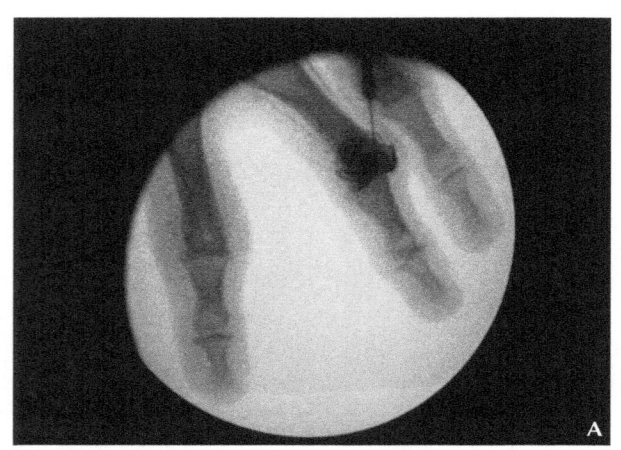

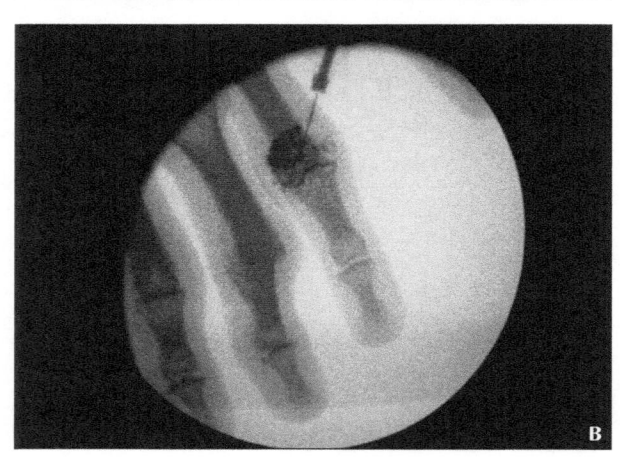

FIGURA 5.3.19
Infiltração da articulação interfalângica guiada por radioscopia.

TÉCNICA

ABORDAGEM POR ULTRASSOM

Novamente, essa abordagem por vezes é difícil de ser realizada devido ao pequeno porte e à superficialidade da articulação. Trata-se de um procedimento potencialmente mais doloroso que a infiltração da articulação metacarpofalângica.

O posicionamento da articulação é o mesmo que para a abordagem às cegas. No entanto, a agulha a ser utilizada é a de 25 x 8 mm (mais ecogênica).

O transdutor deve ser posicionado transversalmente ao dedo, coincidindo com a interlinha articular, na sua face dorsal (onde se encontra o maior recesso articular). Deve-se procurar repetidamente o local onde haja a maior distensão do recesso articular. Algumas vezes, esse local não coincide com a interlinha articular. A agulha deve penetrar pela extremidade lateral ou medial do transdutor paralelamente e abaixo dele até atingir o recesso articular (Fig. 5.3.20A, B). Uma vez dentro do recesso, a medicação deve ser injetada. Mais uma vez, deve-se evitar o uso prévio de lidocaína para não ocorrer *performance* negativa na hora da troca de seringa e diminuição do espaço intra-articular.

Nessa abordagem, a agulha irá penetrar entre o complexo extensor do dedo e a falange. Deve-se utilizar bastante gel abaixo do transdutor para melhorar a visualização do recesso articular.

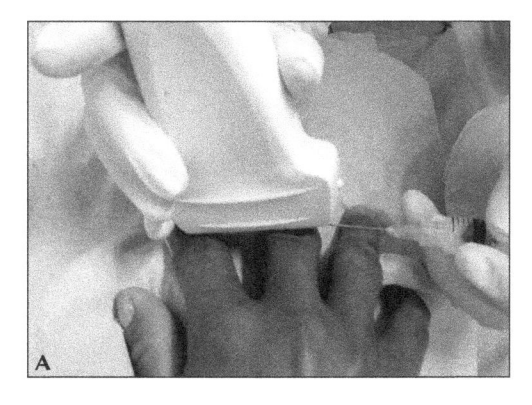

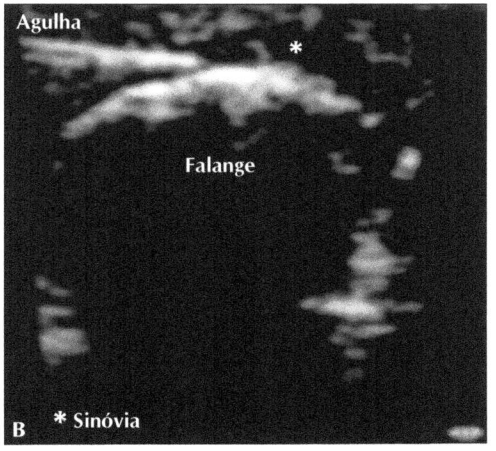

FIGURA 5.3.20
Infiltração de articulação interfalângica guiada por ultrassom.

! DICAS

Como o recesso articular da interfalângica encontra-se na face dorsal da articulação, imediatamente abaixo do complexo extensor do quirodáctilo, o líquido infiltrado irá fazer volume nessa região.

Para todas as infiltrações de pequenas articulações da mão (1ª carpometacarpal, metacarpofalângicas e interfalângicas), após a introdução da agulha no ambiente intra-articular, pode existir resistência à introdução da medicação. Essa resistência pode ser diminuída por milimétricos movimentos de mobilização (vaivém) da agulha enquanto se introduz a medicação.

Lembretes

- Agulha = insulina (abordagem às cegas e guiada por radioscopia), 25 x 7 mm (abordagem guiada por ultrassom)
- Volume = 0,3 a 0,5 mL
- Direção = perpendicular ao eixo do dedo (às cegas), anteroposterior (por radioscopia) e lateromedial (guiada por ultrassom)

INFILTRAÇÕES PERIARTICULARES

Bainha dos tendões dos músculos abdutor longo e extensor curto do polegar (tendinite de Quervain)

A bainha desses tendões pode ser puncionada e infiltrada em casos de tenossinovite. Nessas ocasiões, ela está habitualmente edemaciada, o que facilita a sua palpação. Os tendões ficam mais evidentes, devendo-se solicitar ao paciente que realize uma abdução ativa do polegar.

TÉCNICA

ABORDAGEM ÀS CEGAS

Utiliza-se agulha de insulina com seringa de rosca contendo a solução do corticosteroide + anestésico. A mão deve estar em posição neutra (com a face ulnar do punho encostada à maca), e, se possível, o paciente deve manter a abdução do polegar. O reparo anatômico para a entrada da agulha é a ponta do processo estiloide do rádio (a agulha deve entrar imediatamente distal a ele a 45°), e a direção da agulha deve ser de distal para proximal ou de proximal para distal, contanto que obliquamente à pele (Fig. 5.3.21A). A agulha rapidamente atingirá os tendões, e, portanto, na tentativa de introduzir a medicação, será percebida resistência.

Deve-se então retirar milimetricamente a agulha ao mesmo tempo em que se tenta injetar a solução. Assim que houver diminuição súbita da resistência à introdução da solução, a agulha deverá estar entre os tendões e a bainha sinovial deles, e a medicação poderá então ser introduzida (Fig. 5.3.21B). Dada à superficialidade dos tendões, após a infiltração, observa-se um grande aumento de volume localizado no subcutâneo.

TÉCNICA

ABORDAGEM POR ULTRASSOM

O posicionamento do paciente e do punho deve ser o mesmo que para a abordagem às cegas. Os tendões dos músculos abdutor longo e extensor curto do polegar encontram-se muito superficialmente e são facilmente identificáveis ao toque. Para facilitar a identificação da agulha na imagem ultrassonográfica, essa deve ser de 25 x 7 mm e o transdutor deve ser posicionado transversalmente aos tendões. A agulha deverá penetrar a 45°, paralelamente e abaixo do transdutor a mais ou menos 0,5 cm de profundidade em relação ao aparelho, no sentido mediolateral ou lateromedial de acordo com a dominância e a habilidade do médico (Fig. 5.3.22A). Rapidamente ela será vista na imagem ultrassonográfica perpendicularmente aos tendões; deverá progredir até a iminência deles e permanecer no interior da sua bainha (Fig. 5.3.22B). Só então a solução de corticosteroide e anestésico deverá ser injetada. Deve-se ter muito cuidado para não penetrar os tendões com a agulha, evitando, assim, risco de ruptura. A região de introdução da agulha está habitualmente distendida e hipoecoica em situações de tesossinovite.

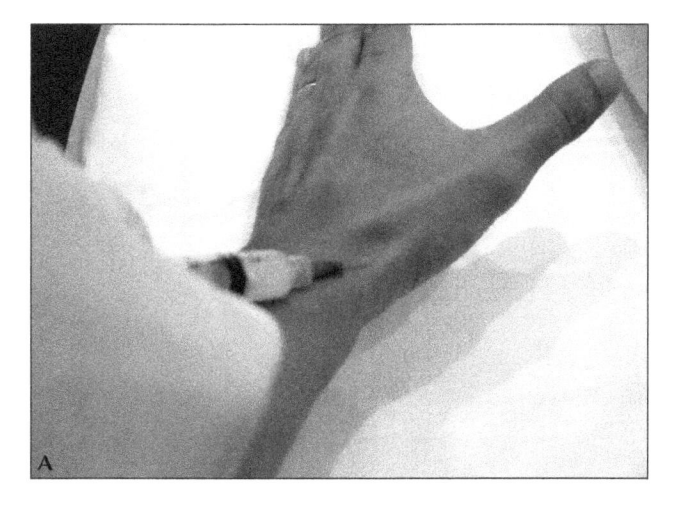

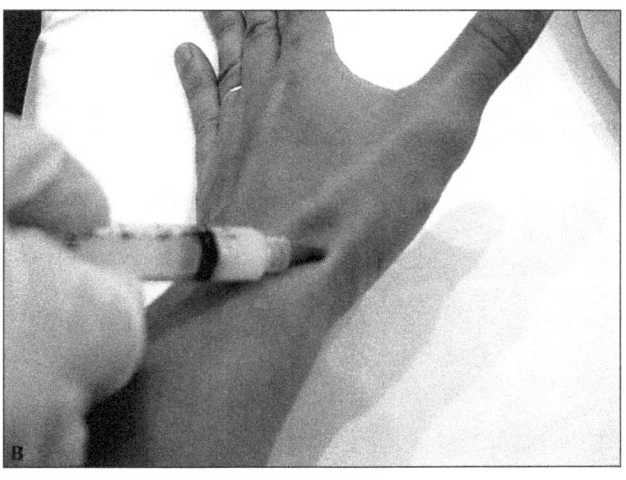

FIGURA 5.3.21
Infiltração de tendinite de Quervain às cegas.

Infiltrações no aparelho locomotor

> **Lembretes**
>
> - Agulha = insulina (abordagem às cegas), 25 x 7 mm (abordagem por ultrassom)
> - Volume = 1 mL de corticosteroide + 1 mL de lidocaína
> - Direção = de distal para proximal ou de proximal para distal (abordagem às cegas), mediolateral ou lateromedial (abordagem por ultrassom)

Bainha do tendão cubital posterior (extensor ulnar do carpo)

A tenossinovite do tendão cubital posterior é muito frequente em pacientes com AR e, muitas vezes, não mantém comunicação com a sinovite radiocarpal desses pacientes. A intenção aqui, mais uma vez, é infiltrar a bainha do tendão e não o próprio. A desvantagem na abordagem desse tendão é que ele não é facilmente palpável. A vantagem é que sua tenossinovite é habitualmente muito superficial e exuberante (com múltiplas lobulações).

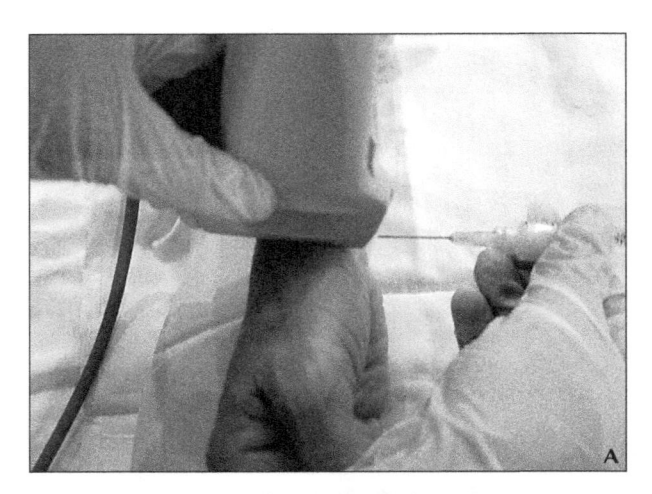

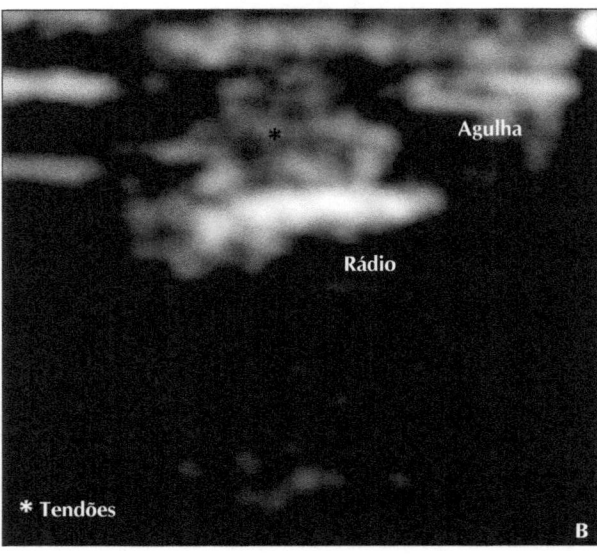

FIGURA 5.3.22
Infiltração de tendinite de Quervain guiada por ultrassom.

TÉCNICA

ABORDAGEM ÀS CEGAS

Para facilitar o acesso, o antebraço deve estar sobre o abdome do paciente, em pronação máxima forçada, e o carpo, em desvio ulnar. Utiliza-se agulha de 25 x 7 mm com seringa de rosca contendo solução do corticosteroide + anestésico. O reparo anatômico para a entrada da agulha é a ponta do estiloide ulnar (a agulha deve entrar imediatamente distal a ele), e a direção da agulha deve ser oblíqua à pele, quase horizontal a ela, no sentido distal para proximal (Fig. 5.3.23A), com intenção de atingir o espaço entre a bainha e o tendão. Deve-se introduzir a agulha em todo o seu comprimento e retirá-la injetando a solução (Fig. 5.3.23B). A qualquer sinal de resistência à infusão, deve-se reposicionar a agulha (superficializá-la alguns milímetros), evitando infusão intratendínea. Mais uma vez, após a infiltração, pode-se observar um grande aumento de volume local.

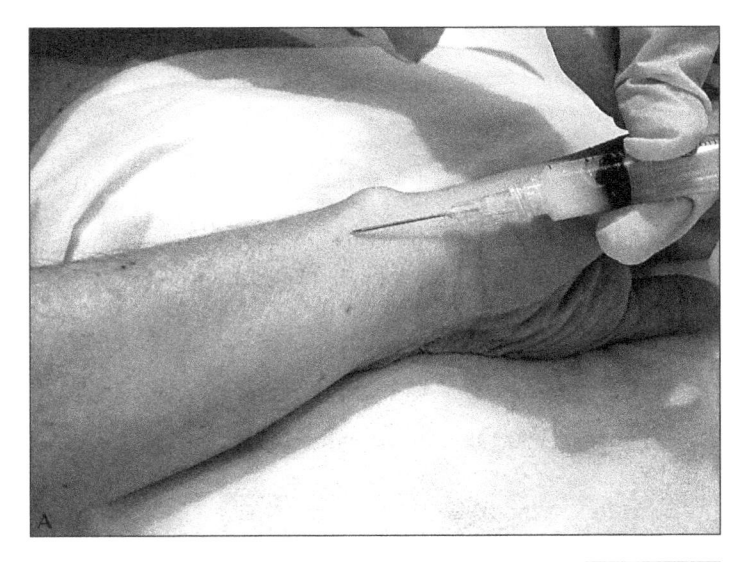

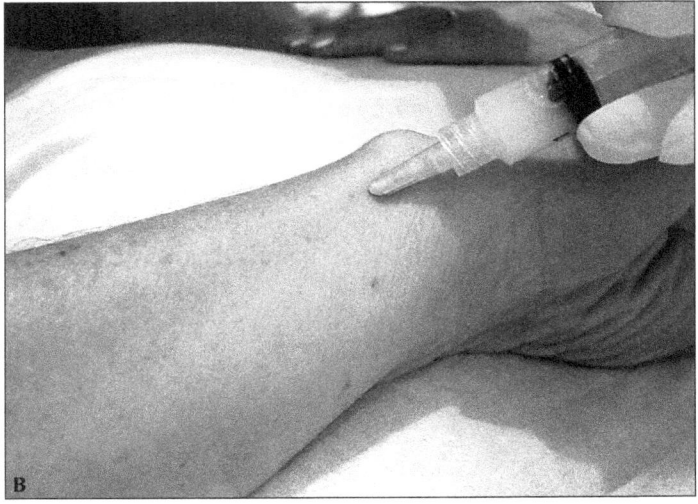

FIGURA 5.3.23
Infiltração do tendão cubital posterior às cegas.

Infiltrações no aparelho locomotor

TÉCNICA

ABORDAGEM POR ULTRASSOM

Nessa abordagem, o posicionamento do paciente e da mão deve ser o mesmo que para a abordagem às cegas (com a face ulnar do punho anteriorizada). Pela situação muito superficial do tendão cubital posterior, o transdutor deve ser posicionado transversalmente a ele. A agulha (25 x 7 mm) deverá penetrar a 45° paralelamente e abaixo de uma das extremidades do transdutor a mais ou menos 1 cm de profundidade em relação a ele (Fig. 5.3.24A). Novamente a agulha será vista na imagem ultrassonográfica perpendicularmente ao tendão, e deverá progredir até a proximidade deste, permanecendo, no entanto, no interior de sua bainha e jamais no seu interior (Fig. 5.3.24B). Mais uma vez se deve lembrar, principalmente em situações de AR, que a tenossinovite desse tendão pode ser muito exuberante, sendo a região de penetração da agulha habitualmente muito distendida e hipoecoica. Deve-se lembrar da íntima relação entre esse tendão e a ulna (osso muito superficializado na altura do punho). Portanto, ao contato inadvertido com esse osso, a agulha deve ser reposicionada (superficializada).

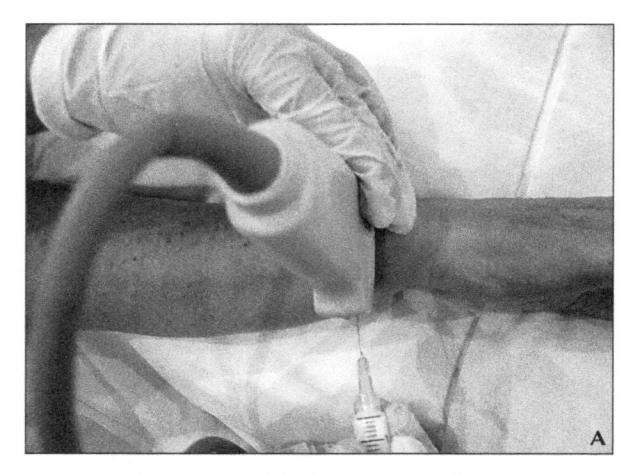

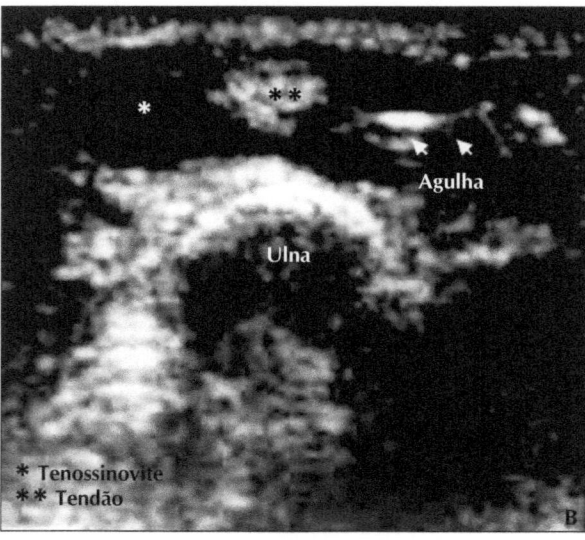

FIGURA 5.3.24
Infiltração do tendão cubital posterior guiada por ultrassom.

> **Lembretes**
>
> - Agulha = 25 x 7 mm
> - Volume = 1 mL de corticosteroide + 1 mL de lidocaína
> - Direção = oblíqua à pele de distal para proximal (abordagem às cegas), mediolateral ou lateromedial (abordagem por ultrassom)

Infiltração do túnel do carpo

O nervo mediano pode ser comprimido em várias enfermidades, sejam elas mecânicas, inflamatórias ou de depósito. O túnel do carpo, local mais frequente de compressão do nervo mediano, pode ser acessado por agulha para introdução de corticosteroide. A intenção aqui obviamente não é a de se infiltrar o nervo mediano, mas de se introduzir corticosteroide em região próxima a ele.

TÉCNICA

ABORDAGEM ÀS CEGAS

O paciente deve estar em decúbito dorsal com o antebraço totalmente supinado. Deve ser usada uma agulha de 30 x 7 mm. O reparo anatômico para a entrada da agulha é o ponto médio entre as pregas proximal e distal do punho imediatamente medial (ou seja, do lado ulnar) ao tendão do músculo palmar longo (Fig. 5.3.25A).

A agulha deve penetrar totalmente nesse ponto com uma inclinação de 45° na direção de proximal para distal. Após perceber a passagem da agulha por uma estrutura mais tensa (o retináculo dos flexores), deve-se introduzir a medicação (Fig. 5.3.25B). Se houver resistência à infusão, provavelmente o retináculo não foi transposto totalmente, e a agulha deverá ser reposicionada (mais verticalizada). Não se deve esperar contato ósseo algum durante o procedimento. Após a infiltração, pode-se observar anestesia no território do nervo mediano.

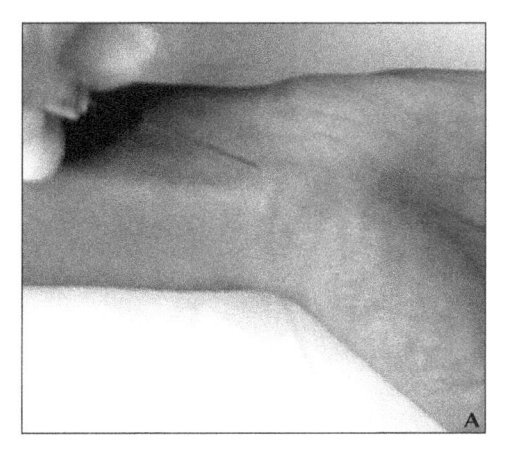

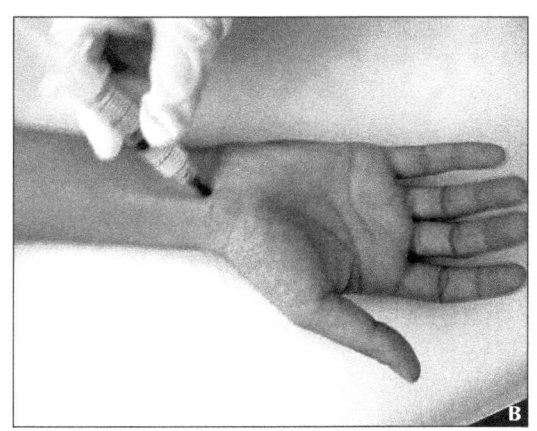

FIGURA 5.3.25
Infiltração do túnel do carpo às cegas.

TÉCNICA

ABORDAGEM POR ULTRASSOM

O posicionamento para a realização da infiltração guiada por ultrassom é o mesmo que para a realizada às cegas. Essa técnica oferece a segurança de realizar a infiltração sem risco de lesão do nervo mediano, entretanto pode ser um pouco mais dolorosa, devendo-se ter cuidado para não lesar a artéria ou o nervo ulnar. Duas abordagens podem ser utilizadas para realizar a infiltração do túnel do carpo guiada por ultrassom:

Abordagem transversal ao nervo mediano

Nessa abordagem, o transdutor pode ser posicionado em dois locais:

1. ao nível da base da mão, na altura das regiões tenar e hipotenar;
2. na altura da prega proximal do punho, portanto proximal às regiões tenar e hipotenar.

Nessas duas variações, o transdutor deverá estar posicionado transversalmente aos tendões do túnel do carpo. Nesse posicionamento, tanto os tendões quanto o nervo mediano serão vistos transversalmente (como estruturas ovaladas) na tela do aparelho. A agulha (25 x 7 mm) deve penetrar com inclinação de 45° paralelamente e abaixo do transdutor (Fig. 5.3.26A, B). Assim que a agulha ultrapassar o retináculo dos flexores e estiver na proximidade do nervo mediano, a solução de lidocaína e corticosteroide deve ser injetada, tendo-se o cuidado de não penetrar em nenhuma estrutura nobre (tendão, nervo ou artéria) (Fig. 5.3.26C). Nesse local, o nervo mediano é muito superficial e facilmente confundido com músculo ao ultrassom por médicos não radiologistas.

Abordagem paralela ao nervo mediano

Nessa abordagem, o transdutor deve ser posicionado paralelamente aos tendões flexores na face ventral do punho (Fig. 5.3.27A) de modo a se individualizar o nervo mediano como uma faixa hipoecogênica logo abaixo da pele (Fig. 5.3.27B). O transdutor deve então se afastar do nervo de forma que este deixe de ser visualizado na tela do ultrassom. Somente então a agulha deve penetrar a 45° paralelamente e proximal ao transdutor até a proximidade do tendão flexor mais superficial (Fig. 5.3.27C). Nesse momento, a solução de lidocaína e corticosteroide deve ser injetada. Essa técnica tem a vantagem de ser bem menos dolorosa que a abordagem transversal na base da mão.

DICA

Em alguns casos, a agulha pode tocar o nervo mediano, provocando parestesia em seu território. Nesse caso, a solução de corticosteroide + anestésico não deve ser injetada, a fim de evitar lesão nervosa, e a agulha deve ser retirada alguns milímetros até a ausência de parestesia.

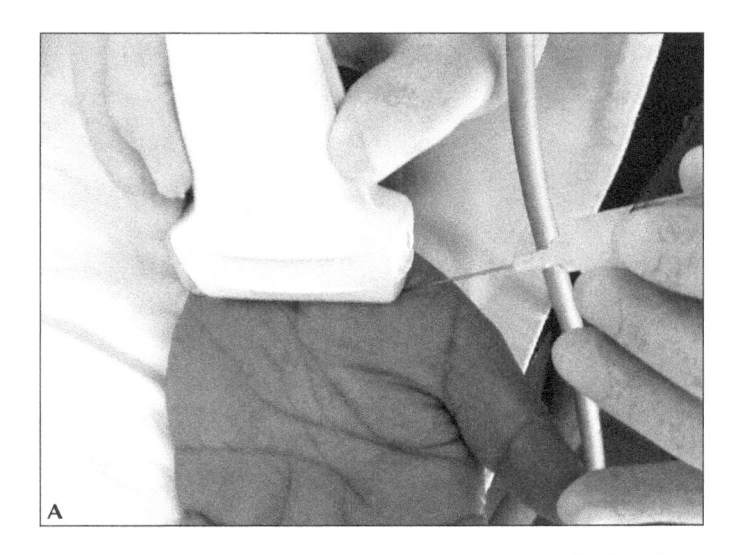

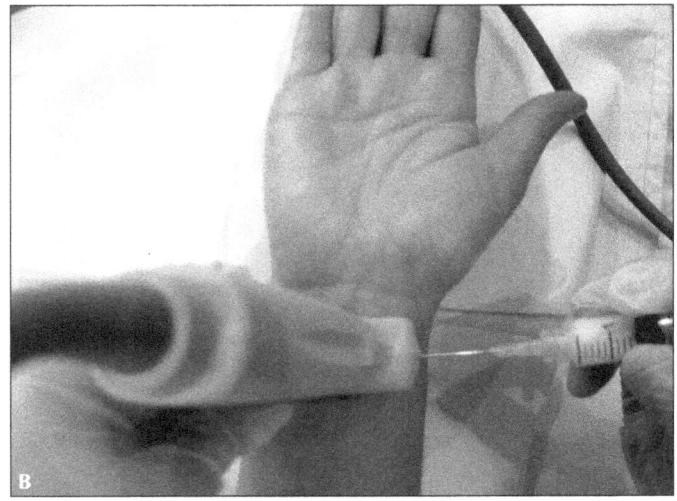

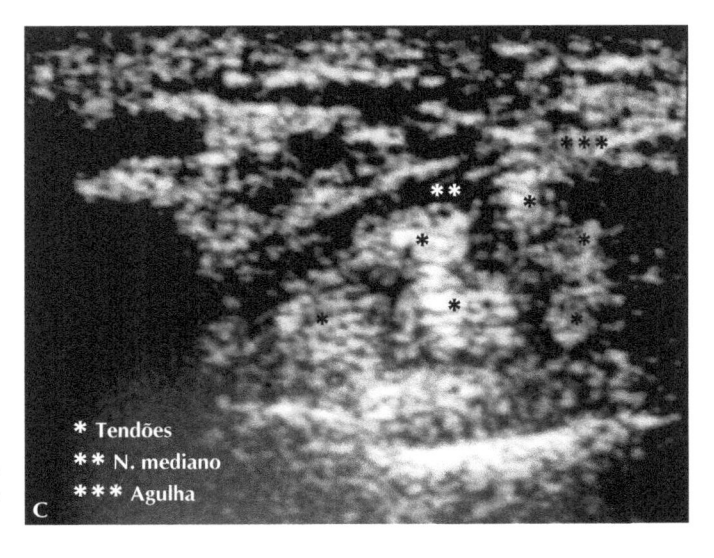

FIGURA 5.3.26
Infiltração do túnel do carpo guiada por ultrassom.

* Tendões
** N. mediano
*** Agulha

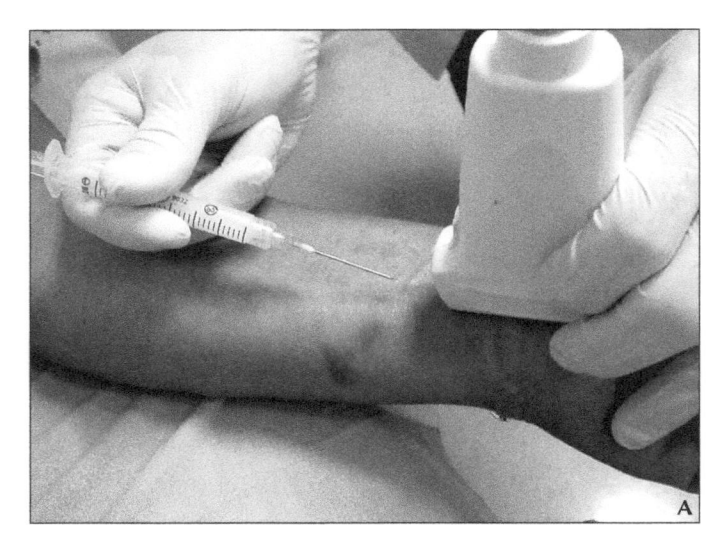

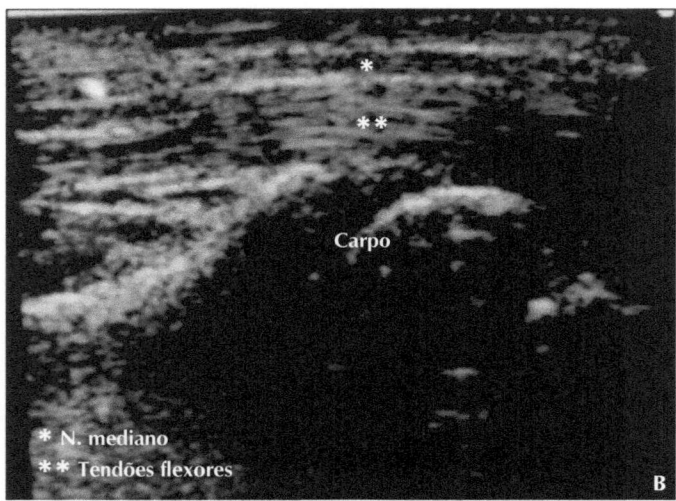

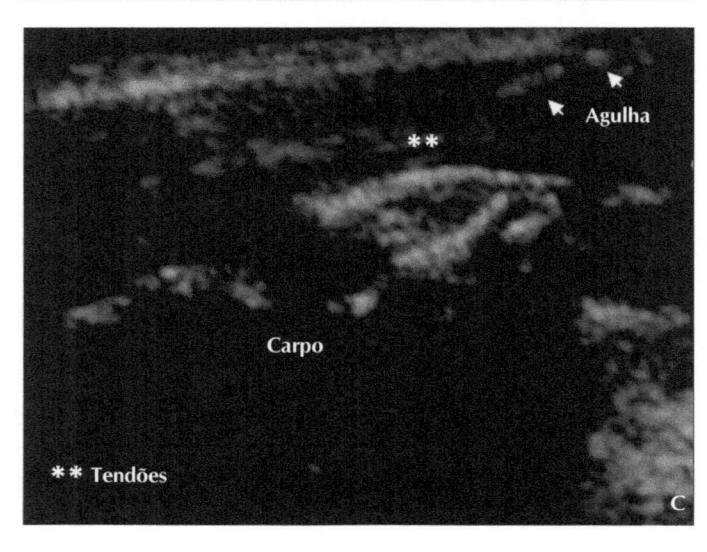

FIGURA 5.3.27
Infiltração do túnel do carpo guiada por ultrassom.

Lembretes

- Agulha = 30 x 7 mm (abordagem às cegas), 25 x 7 mm (abordagem por ultrassom)
- Volume = 1 mL de corticosteroide + 1 mL de lidocaína
- Direção = oblíqua à pele, de proximal para distal (abordagem às cegas), mediolateral (abordagem por ultrassom)

Bainha do tendão flexor do dedo (dedo em gatilho)

O tendão flexor do dedo é, muitas vezes, sede da tendinite estenosante com dedo em gatilho. Habitualmente, nas proximidades de sua segunda polia, o tendão torna-se espessado, e essa nodulação, responsável pelo gatilho, pode ser palpada sobre a articulação metacarpofalângica quando a mão se encontra aberta em supinação. A palpação do nódulo é evidenciada abaixo do indicador do examinador, realizando-se lentos movimentos de flexoextensão do quirodáctilo. A intenção aqui, mais uma vez, é infiltrar o espaço entre o tendão e sua bainha, e não o próprio.

TÉCNICA

ABORDAGEM ÀS CEGAS

O paciente deve estar em decúbito dorsal com o antebraço totalmente supinado. Deve ser usada uma agulha de insulina. O reparo anatômico é o nódulo do tendão flexor (Fig. 5.3.28A).

A agulha deve penetrar totalmente sobre esse ponto na direção anteroposterior, perpendicularmente à pele, na intenção de encontrar o tendão (Fig. 5.3.28B). A agulha rapidamente atingirá o nódulo, e, portanto, na tentativa de introduzir a medicação, será observada grande resistência. Deve-se, então, retirar milimetricamente a agulha, ao mesmo tempo em que se tenta injetar a solução. Assim que houver diminuição súbita da resistência à introdução da solução, a agulha deverá estar entre o tendão e a sua bainha, e o líquido poderá então ser introduzido.

ABORDAGEM POR ULTRASSOM

Na abordagem por ultrassom, o posicionamento da mão é o mesmo que para a abordagem às cegas. Após a identificação do local de tenossinovite mais exuberante pelo ultrassom, deve-se posicionar o transdutor transversalmente ao tendão flexor, contanto que o tendão fique em uma das extremidades do transdutor para evitar penetração desnecessária e dolorosa da agulha. O tendão será observado transversalmente como uma estrutura ovalada. Nesse caso, deve-se usar agulha de 25 x 7 mm. A agulha deverá penetrar a 45° paralelamente e abaixo do transdutor em sua extremidade mais próxima ao tendão flexor acometido (Fig. 5.3.29A). Ela será identificada na imagem ultrassonográfica perpendicularmente ao tendão. Deve-se estar bastante atento a qual imagem ultrassonográfica realmente corresponde ao tendão acometido, já que é muito grande a proximidade entre os tendões flexores dos dedos. Novamente a agulha deverá progredir até a proximidade do tendão flexor do dedo (Fig. 5.3.29B), permanecendo, no entanto, no interior de sua bainha e jamais transfixando o tendão. Uma vez dentro da bainha do tendão, a solução do corticosteroide + lidocaína deve ser injetada. Essa abordagem é habitualmente mais dolorosa que a abordagem às cegas.

Lembretes

- Agulha = insulina (abordagem às cegas), 25 x 7 mm (abordagem por ultrassom)
- Volume = 1 mL de corticosteroide + 1 mL de lidocaína
- Direção = anteroposterior (abordagem às cegas), lateromedial ou mediolateral (abordagem por ultrassom)

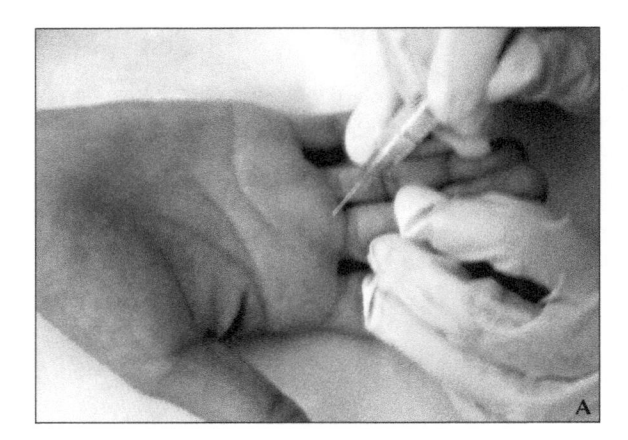

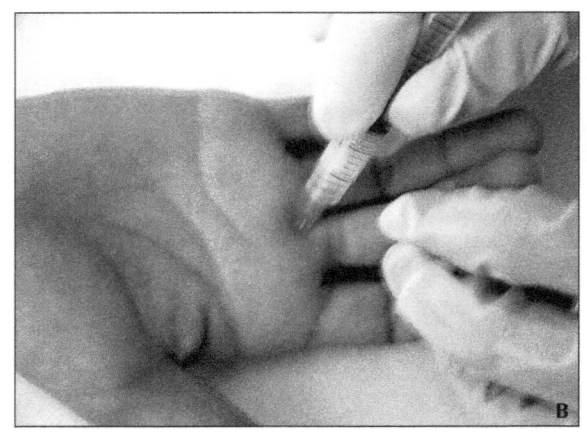

FIGURA 5.3.28
Infiltração do tendão flexor do dedo (tendinite de gatilho) às cegas.

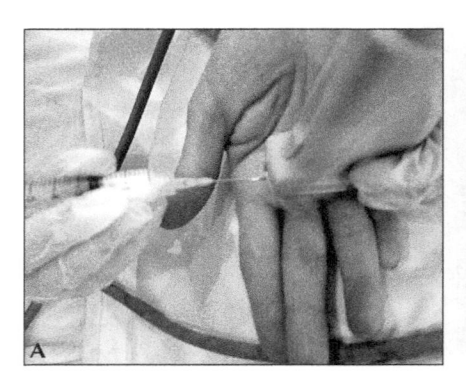

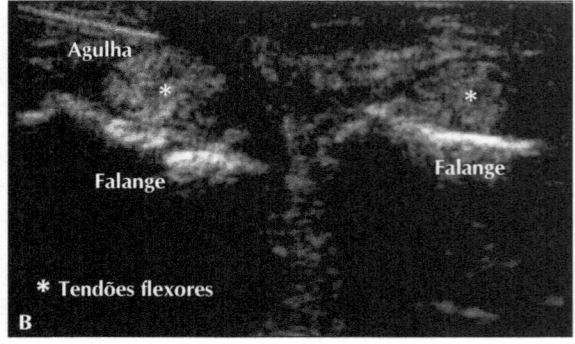

FIGURA 5.3.29
Infiltração do tendão flexor do dedo (tendinite de gatilho) guiada por ultrassom.

6 INFILTRAÇÕES APENDICULARES DE MEMBRO INFERIOR

6.1 Quadril

INFILTRAÇÃO INTRA-ARTICULAR

Articulação do quadril

A articulação do quadril pode ser sede de acometimento em vários tipos de enfermidades. A detecção de derrame articular por meio de seu exame físico é de difícil realização, tendo muitas vezes que ser confirmada por métodos de imagem. A punção de quadril pode ser bastante útil tanto para o diagnóstico como para o tratamento de enfermidades que acometem essa articulação.

Apesar de poder ser puncionada às cegas (principalmente para diagnóstico), como se trata de articulação bastante profunda e com íntima relação com o feixe vasculonervoso femoral, recomenda-se que a articulação do quadril seja submetida à infiltração intra-articular (IIA), de preferência guiada por imagem.

Essa talvez seja a articulação em que o treinamento da abordagem por imagem faça a maior diferença para a prática terapêutica diária das especialidades que lidam com o aparelho locomotor, já que a grande maioria das outras articulações apendiculares pode ser infiltradas às cegas.

TÉCNICA

ABORDAGEM ÀS CEGAS

Essa é uma abordagem que não é recomendada para uma punção articular com fins terapêuticos, e sim apenas para diagnóstico, principalmente em crianças.

O paciente deve estar em decúbito dorsal com o membro inferior em posição neutra. Deve-se utilizar, em adultos, uma agulha espinal ou lombar (de raquianestesia) e, em crianças, uma agulha de 40 x 8 mm.

Trata-se de abordagem por via anterior, onde a pele tem maior sensibilidade. Portanto, a realização de um botão anestésico cutâneo pode tornar o procedimento mais tolerável.

O ponto de entrada da agulha deverá se localizar 1,5 cm abaixo e medialmente ao ponto de cruzamento imaginário de uma linha vertical descendente da espinha ilíaca anterossuperior com uma linha horizontal passando sobre a extremidade superior (tangenciando) do trocanter maior do fêmur. A artéria femoral deve ser palpada medialmente a esse ponto.

> **TÉCNICA**
>
> A agulha deverá assumir uma direção estritamente anteroposterior e ser totalmente introduzida até tocar a cabeça femoral (Fig. 6.1.1A, B, C). Nesse momento, deve-se tentar aspirar o líquido sinovial. Em casos negativos, deve-se injetar anestésico, e, em casos de penetração adequada no espaço intra-articular, esse líquido será infundido sem dificuldades. A tentativa de aspiração do líquido sinovial deve ser novamente realizada.

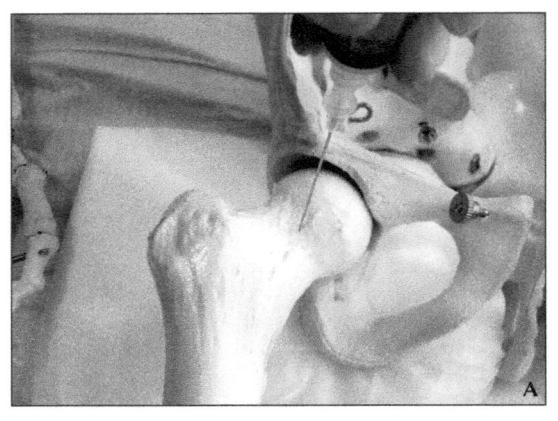

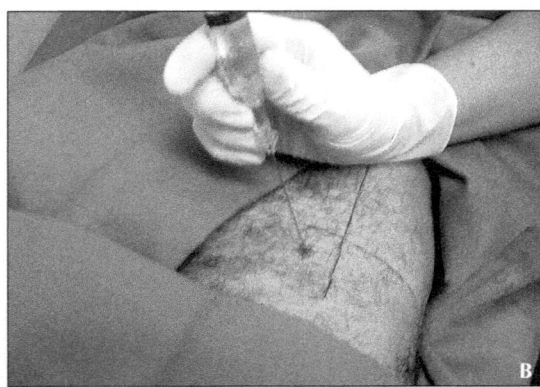

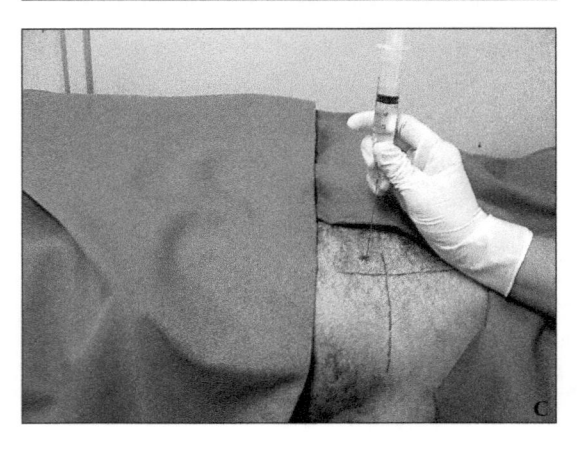

FIGURA 6.1.1
Punção da articulação do quadril às cegas.

TÉCNICA

ABORDAGEM POR RADIOSCOPIA

Nessa abordagem, o posicionamento do paciente deve ser o mesmo da abordagem às cegas.

Utiliza-se uma agulha de 40 x 8 mm para o bloqueio anestésico da pele e de planos profundos e uma agulha espinal para o procedimento em si. Deve-se ter à disposição uma seringa com lidocaína a 2% sem vasoconstritor não inferior a 10 mL e outra com contraste não iônico (aproximadamente 3 a 5 mL). Deve ser introduzido no ambiente intra-articular um volume de hexacetonida de triancinolona (HT) de no mínimo 5 mL.

Para a certificação do sucesso desse procedimento, o médico tem de ser conhecedor dos recessos articulares dessa articulação. Há dois grandes recessos que envolvem a articulação: o recesso superior e o inferior (mais volumoso) (Fig. 6.1.2), e ambos podem ser abordados tanto anteriormente quanto lateralmente.

De acordo com esses dois recessos, duas são as possibilidades de se realizar a abordagem da articulação do quadril por radioscopia:

ABORDAGEM LATERAL

Como reparo anatômico para essa abordagem, tem-se o trocanter maior do fêmur, alguns centímetros acima do qual tanto a agulha para o bloqueio anestésico quanto a agulha espinal devem penetrar (Fig. 6.1.3A). Inicialmente testa-se a angulação ideal da agulha espinal observando sua imagem, repousando-a horizontalmente entre a pele e o aparelho de radioscopia (Fig. 6.1.3B). A angulação da agulha deve ser tal que sua ponta toque a junção entre a cabeça femoral e o colo do fêmur lateralmente (aspecto lateral do recesso superior). Depois de testada a angulação, realiza-se a anestesia cutânea, subcutânea e de planos musculares acima do trocanter maior do fêmur com agulha de 40 x 8 mm, considerando o ponto de entrada cutânea de acordo com a angulação verificada (Fig. 6.1.3C). Somente depois desse bloqueio anestésico, deve-se introduzir a agulha espinal guiada pela radioscopia, mais uma vez respeitando a angulação estabelecida previamente, até que ela toque a junção entre a cabeça e o colo femorais (Figs. 6.1.4, 6.1.5A, B). Nesse momento, deve-se introduzir um pouco de anestésico para maior conforto do paciente e para facilitar a distensão da cápsula articular. Em seguida, introduz-se o contraste.

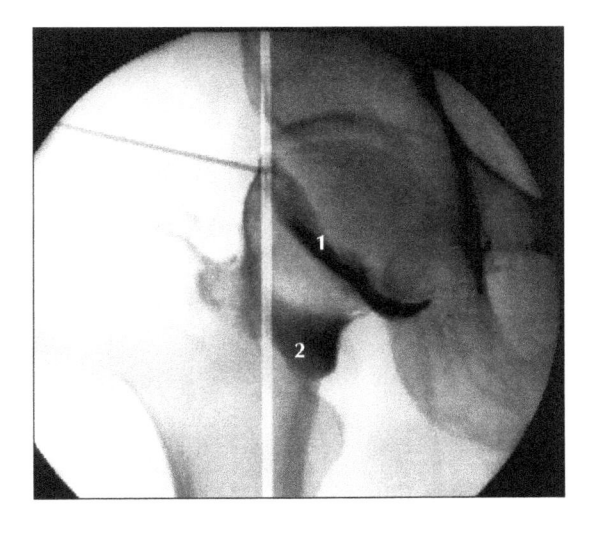

FIGURA 6.1.2
Recessos superior (1) e inferior (2) da articulação do quadril.

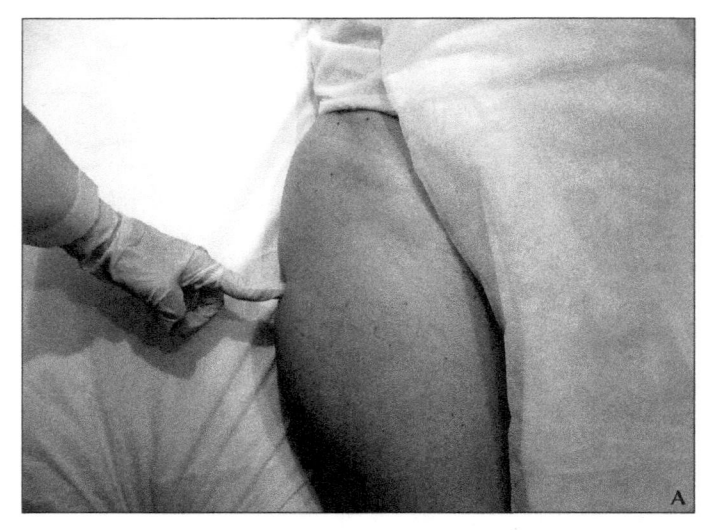

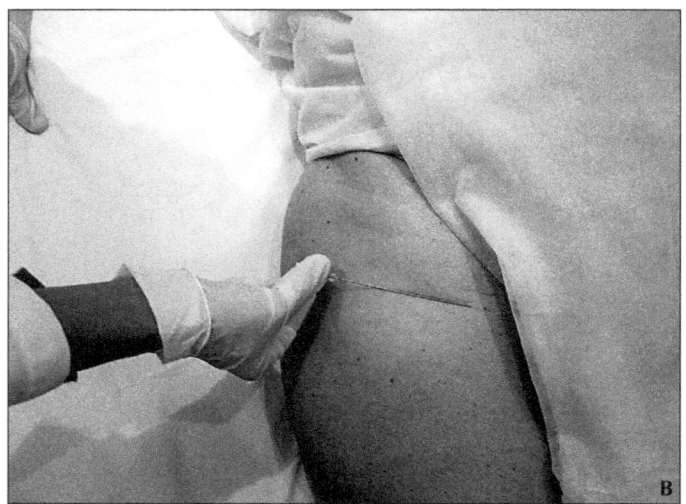

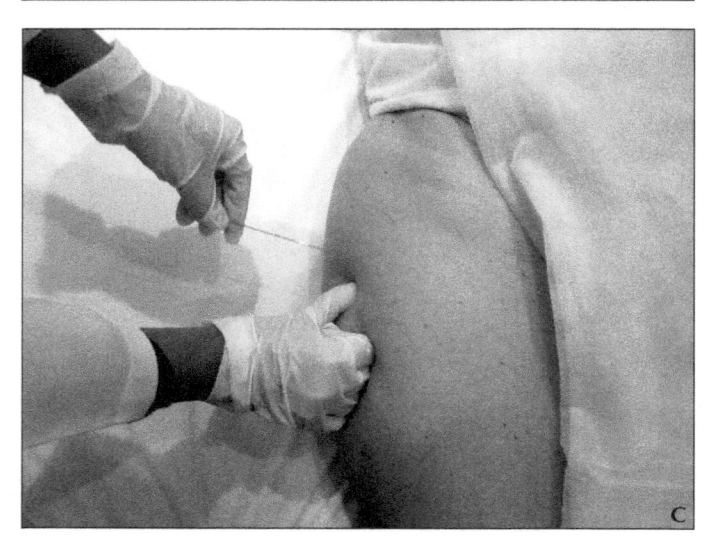

FIGURA 6.1.3
Passos que antecedem a introdução da agulha na infiltração do quadril pela abordagem lateral.

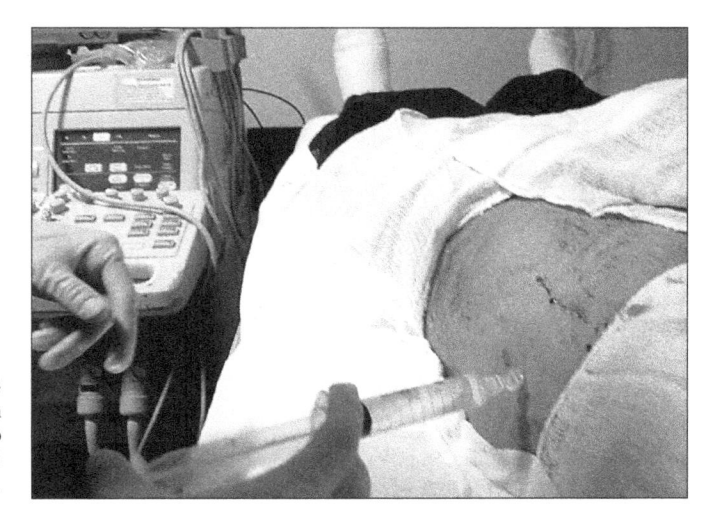

FIGURA 6.1.4
Introdução da agulha acima do trocanter maior do fêmur na infiltração do quadril pela abordagem lateral.

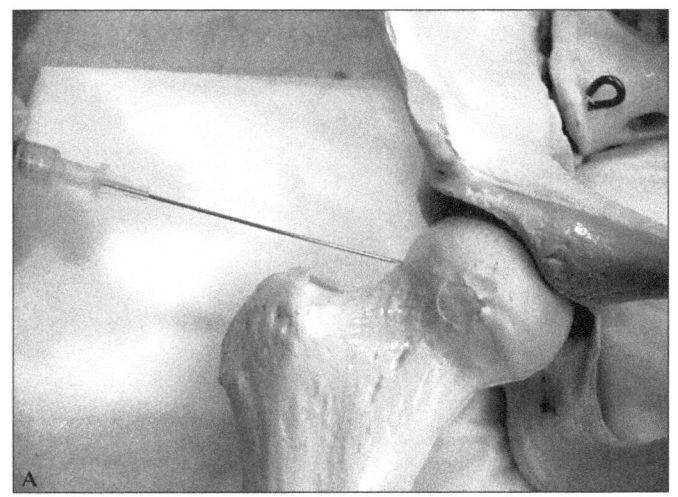

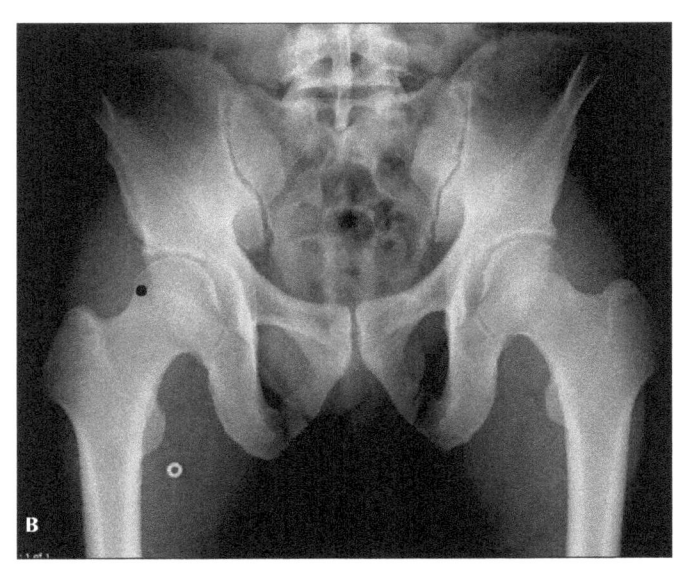

FIGURA 6.1.5
Ponto de punção da agulha na infiltração do quadril pela abordagem lateral guiada por radioscopia.

Infiltrações no aparelho locomotor

> **TÉCNICA**
>
> Em uma IIA de sucesso nessa articulação, será observada a delineação pelo contraste de pelo menos um dos recessos articulares (Fig. 6.1.6A, B, C). Somente então pode ser introduzido o HT reservado em uma seringa separada contendo também 2 mL de ar, o que evitará o refluxo do corticosteroide ao se retirar a agulha.
>
> Essa é uma abordagem menos dolorosa e mais segura da articulação do quadril; porém pode ser de mais difícil realização por iniciantes dada a variação de profundidade do trocanter maior do fêmur.
>
> ABORDAGEM ANTERIOR OU MEDIAL
>
> A posição do paciente e as agulhas utilizadas são as mesmas que as da abordagem lateral. Deve-se realizar, mais uma vez, um bloqueio anestésico na pele e em planos profundos antes da introdução da agulha espinal, principalmente por se tratar de superfície cutânea mais sensível. A pulsação da artéria femoral deve ser cuidadosamente identificada, e o ponto de entrada da agulha deve ser sempre lateral a essa artéria.
>
> Os reparos anatômicos para essa abordagem são a parte inferior da face anterior do colo femoral, 1 cm superiormente à linha intertrocantérica ou a junção medial

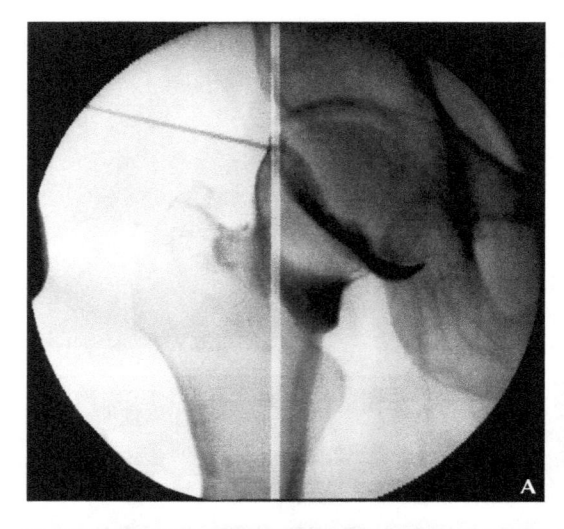

FIGURA 6.1.6
Infiltração da articulação do quadril guiada por radioscopia pela abordagem lateral.

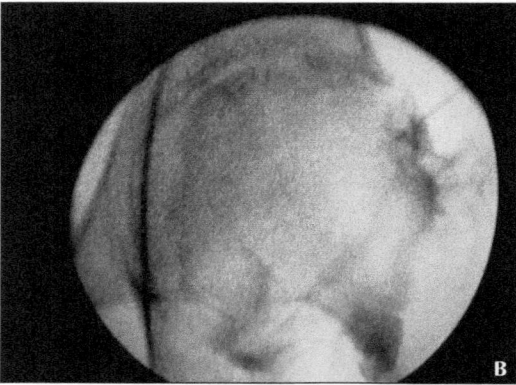

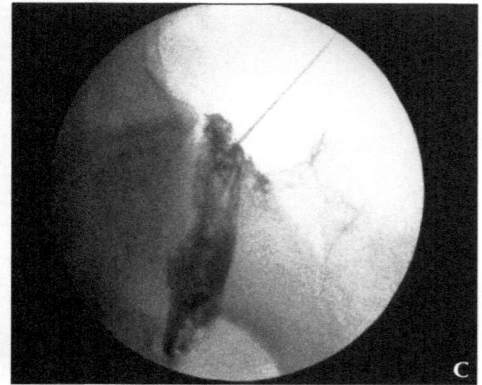

TÉCNICA

da cabeça femoral com o colo do fêmur (aspecto medial do recesso inferior) (Fig. 6.1.7A, B, C). A agulha deve penetrar verticalmente na direção anteroposterior até o contato ósseo. Deve ser introduzido anestésico para maior conforto do paciente e para se testar resistência, a seguir, aplicar o contraste.

A imagem observada em uma IIA de sucesso nessa abordagem é, mais uma vez, a do delineamento de pelo menos um dos recessos intra-articulares (Fig. 6.1.8A, B). Somente após a observação dessa imagem, o HT deve ser introduzido.

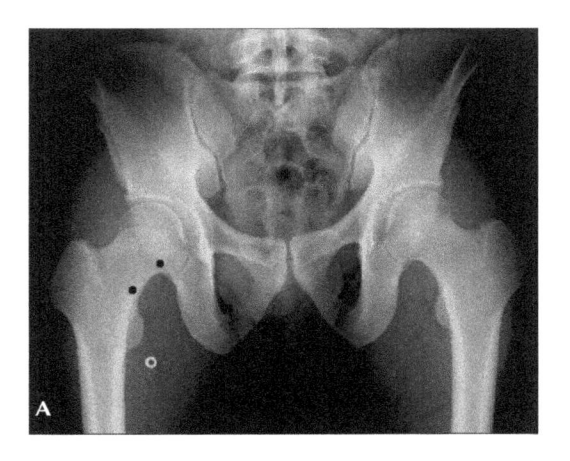

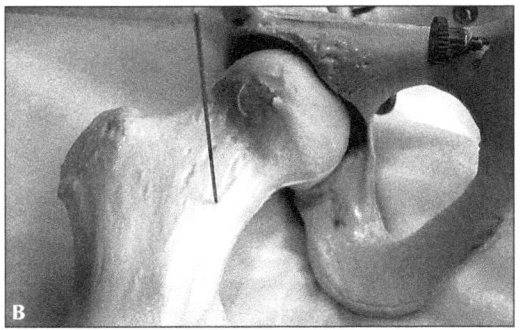

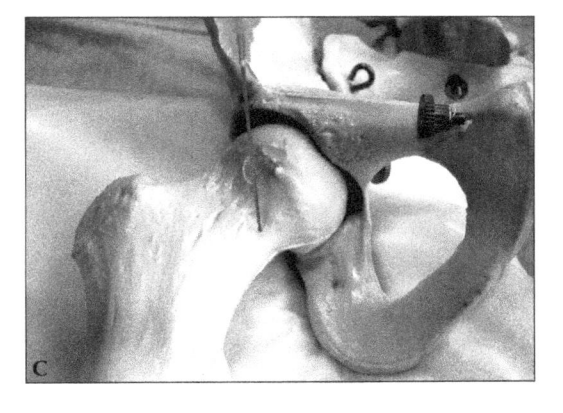

FIGURA 6.1.7
Pontos de punção da agulha na infiltração do quadril pela abordagem medial guiada por radioscopia.

Infiltrações no aparelho locomotor

TÉCNICA

ABORDAGEM POR ULTRASSOM

A posição do paciente para se submeter a essa infiltração é a mesma das abordagens às cegas e guiada por radioscopia. Em pacientes mais sensíveis, pode-se realizar um botão anestésico na pele com agulha de insulina no local de penetração da agulha que irá atingir o ambiente intra-articular. Essa última deve ser suficientemente ecogênica ao ultrassom e ter também comprimento suficiente para chegar à cabeça femoral, mesmo em paciente obesos. O aconselhável é que seja uma agulha de raquianestesia ou de preferência um gelco 16. A abordagem pelo ultrassom é realizada pela via anterior, com o transdutor posicionado transversalmente à interlinha articular entre o fêmur e o acetábulo, com o seu maior eixo coincidente ao do fêmur. A agulha deve penetrar distalmente ao transdutor com inclinação de aproximadamente 70° (Fig. 6.1.9A) e ser direcionada para a cabeça femoral (uma vez tocada a cabeça femoral, se está no ambiente intra-articular). A direção da agulha é de distal para proximal e de anterior para posterior. Após tocar a cabeça femoral, deve-se testar a resistência com a introdução de lidocaína (Fig. 6.1.9B). Em seguida, pode-se introduzir a medicação. O recesso inferior dessa articulação também pode ser puncionado. Ele fica localizado aproximadamente no colo femoral (logo distalmente à cabeça femoral) e está frequentemente distendido em artropatias inflamatórias.

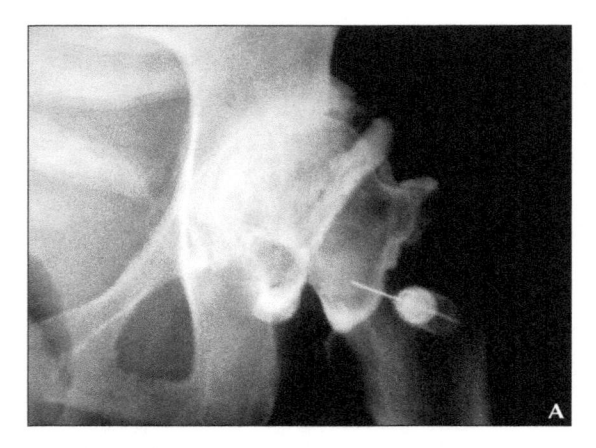

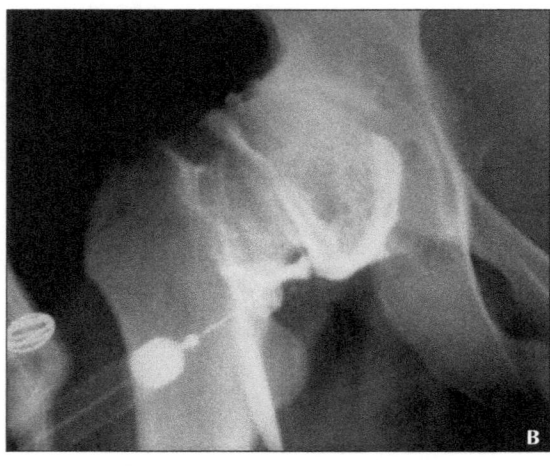

FIGURA 6.1.8
Infiltração da articulação do quadril guiada por radioscopia pela abordagem medial.

DICAS

Na abordagem por radioscopia, a rotação externa do membro inferior pode superficializar o aspecto medial do recesso inferior do quadril, facilitando a sua punção.

Na abordagem lateral, a imagem da agulha à radioscopia pode ultrapassar a junção cabeça-colo femoral sem que haja contato ósseo. Isso pode acontecer tanto em pacientes obesos (passagem da agulha anteriormente à cabeça femoral) como em pacientes muito magros (passagem da agulha posteriormente à cabeça femoral). Nesses casos, a agulha deve ser redirecionada posterior ou anteriormente em relação à cabeça femoral até se conseguir o contato ósseo.

Na abordagem por ultrassom, uma vez atingida a posição ótima da agulha (cabeça ou colo femoral, com pouca resistência à infusão da lidocaína ou presença de refluxo de líquido), deve-se permanecer com a agulha fixa, se necessário deixando o transdutor repousar em local estéril, a fim de utilizar a outra mão para conectar a seringa com a medicação a ser injetada. Em pacientes obesos, essa dica é fundamental para que não se "perca" o posicionamento intra-articular da agulha ao soltá-la.

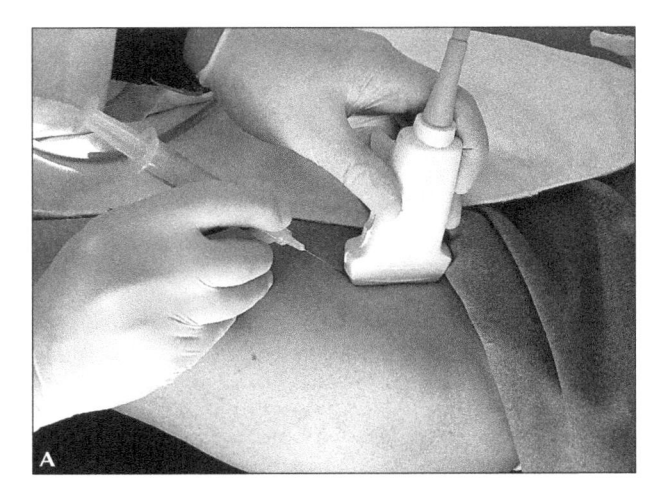

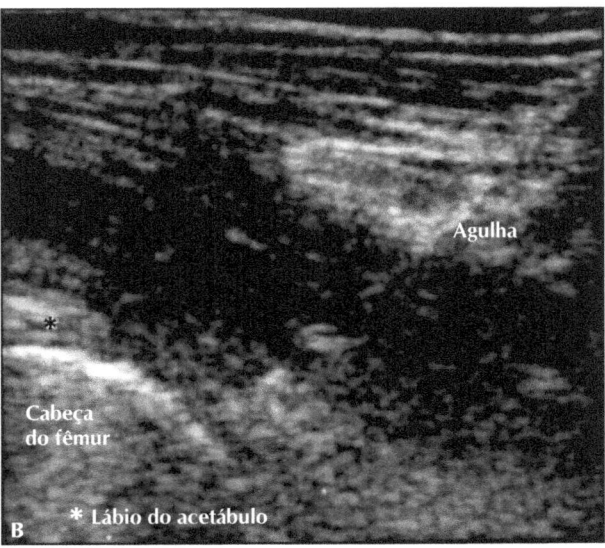

FIGURA 6.1.9 Infiltração da articulação do quadril guiada por ultrassom.

Lembretes

- Agulha = espinal ou de raquianestesia (para as abordagens às cegas e por radioscopia), gelco 16 (para a abordagem por ultrassom)
- Volume = 2 a 5 mL de HT (40 a 100 mg)
- Direção = anteroposterior (na abordagem às cegas, na abordagem pela via anterior por radioscopia e na abordagem por ultrassom), lateromedial (na abordagem lateral por radioscopia)

INFILTRAÇÕES PERIARTICULARES

Infiltração da bolsa subcutânea trocantérica

A região do trocanter maior do fêmur é de fácil acesso à infiltração, principalmente em pessoas magras. Em indivíduos obesos, é necessária a utilização de agulha mais longa.

A infiltração com corticosteroide deve ser realizada com uma quantidade maior de anestésico (2 a 3 mL de lidocaína) para um melhor bloqueio regional da dor.

TÉCNICA

ABORDAGEM ÀS CEGAS

Para esse procedimento, o posicionamento adequado do paciente é fundamental. O decúbito lateral com o quadril e o joelho semifletidos expõe melhor a região trocantérica. O membro inferior em contato com a maca pode permanecer em extensão.

Deve ser usada agulha de 40 x 8 mm em pacientes magros ou agulhas mais longas (agulha de 50 x 8 mm ou gelco 18) em pacientes obesos.

O ponto de entrada da agulha deve ser aquele correspondente ao local de maior dor à palpação da região trocantérica na direção perpendicular à mesa de exame (Fig. 6.1.10A, B). A agulha deve penetrar até atingir o periósteo, e, então, devem ser realizados movimentos em leque com a agulha, sempre voltando a atingir o periósteo para a injeção da medicação (Fig. 6.1.10C).

ABORDAGEM POR ULTRASSOM

O paciente deve assumir o mesmo posicionamento da infiltração para abordagem às cegas. Observa-se, pelo transdutor, qual o local de maior espessamento ou distensão da bolsa subcutânea trocantérica. Para realizar a infiltração, deve-se utilizar um gelco 18 ou 16 para permitir uma maior ecogenicidade ao ultrassom. O transdutor deve estar posicionado com o seu maior eixo coincidente ao maior eixo da bolsa nesse local. A agulha pode penetrar distal ou proximalmente ao transdutor de acordo com a facilidade para o médico e a proximidade da bolsa, com uma angulação de 45° (Fig. 6.1.11A). Uma vez dentro da bolsa, a solução de lidocaína e corticosteroide pode ser injetada (Fig. 6.1.11B).

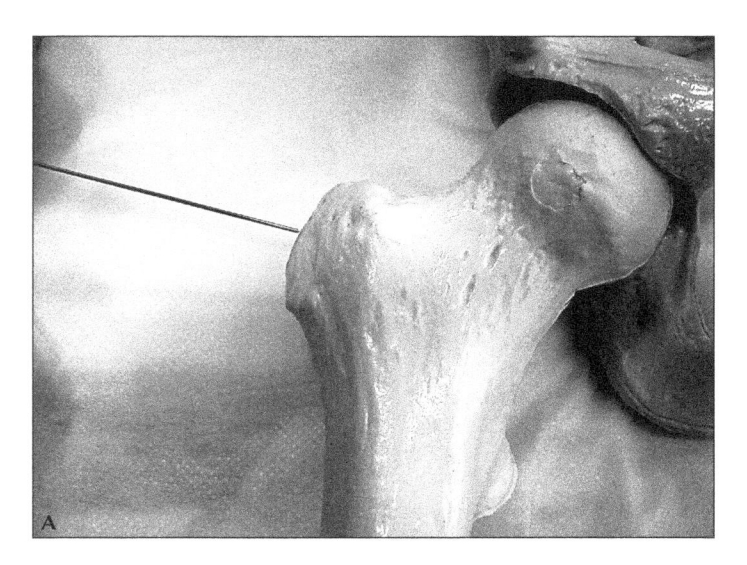

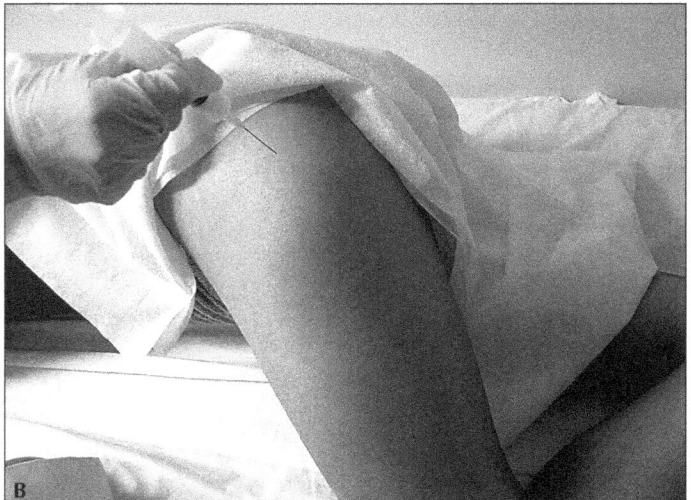

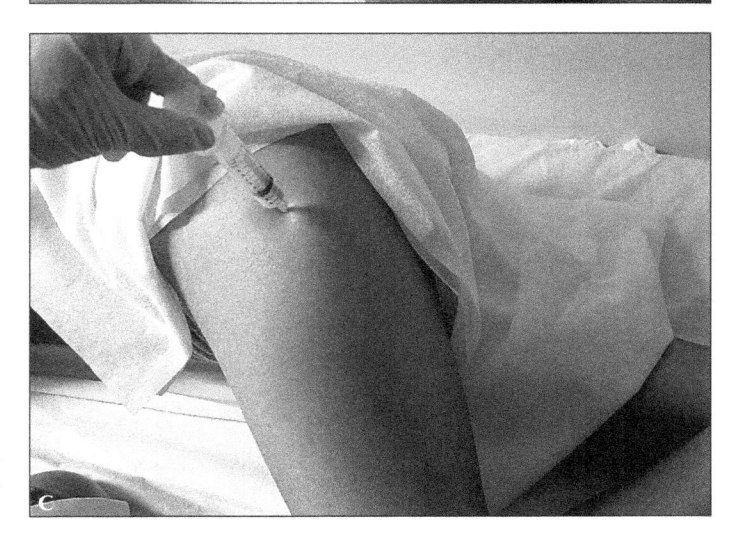

FIGURA 6.1.10
Infiltração da bolsa subcutânea trocantérica às cegas.

DICAS

Dada a quantidade de tecido gorduroso subcutâneo dessa região, principalmente em mulheres, a visualização ao ultrassom da agulha introduzida abaixo do transdutor pode ser difícil. Quanto mais paralelos estiverem o eixo da agulha e o eixo do transdutor, melhor será sua visualização. Para isso, se faz necessária episodicamente a penetração da agulha não tão próxima à extremidade do transdutor, para que esta permaneça com o seu eixo paralelo ao eixo do transdutor.

Episodicamente a infusão da medicação em uma infiltração de bursite trocantérica pode oferecer maior resistência que em outras infiltrações periarticulares. Provavelmente a agulha está mal posicionada, transpassando a bolsa e penetrando no periósteo do trocanter maior do fêmur. Nesse caso, deve-se recuar a agulha milimetricamente para voltar a injetar a medicação.

Lembretes

- Agulha = 40 x 8 mm (abordagem às cegas), gelco 18 ou 16 (abordagem por ultrassom)
- Volume = 1 mL de corticosteroide + 2 a 3 mL de lidocaína
- Direção = perpendicular à mesa de exame (abordagem às cegas), de proximal para distal ou de distal para proximal (abordagem por ultrassom)

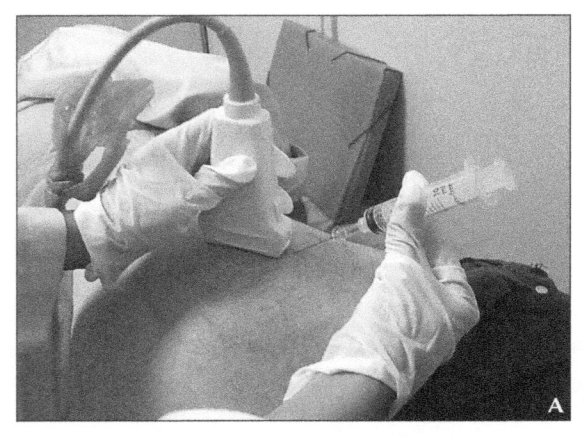

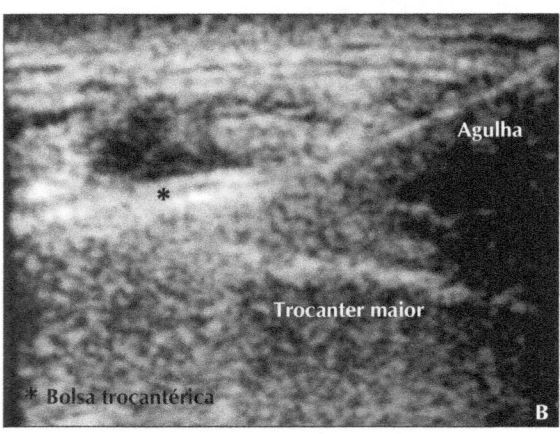

FIGURA 6.1.11
Infiltração da bolsa subcutânea trocantérica guiada por ultrassom.

Infiltração da bolsa isquiática do músculo glúteo máximo

A bursite isquiática, apesar de não tão frequente como a trocantérica, pode ser causa de bastante desconforto. O acesso à tuberosidade isquiática, bem mais elaborado, pode ser facilitado em determinadas posições. Mais uma vez, a infiltração com corticosteroide deve ser realizada com uma quantidade maior de anestésico (2 mL de lidocaína) para um melhor bloqueio regional da dor.

TÉCNICA

ABORDAGEM ÀS CEGAS

Novamente o posicionamento adequado do paciente é muito importante. O decúbito lateral (contralateral), com ambos os quadris e joelhos fletidos, expõe melhor a região isquiática. Deve ser usada agulha de 40 x 8 mm em pacientes magros ou agulhas mais longas (gelco 18) em pacientes obesos. O ponto de entrada da agulha deve ser aquele correspondente ao local de maior dor à palpação da região isquiática. A agulha deve penetrar perpendicularmente à pele no sentido distal-proximal, ou com inclinação necessária até atingir o periósteo da tuberosidade isquiática (Fig. 6.1.12A, B, C). A seguir, devem ser realizados movimentos de pequena amplitude em leque com a agulha, sempre voltando a atingir o periósteo para a injeção da solução.

ABORDAGEM POR ULTRASSOM

O uso do ultrassom pode ser de grande valia para guiar a infiltração dessa estrutura dada sua profundidade e dificuldade de acesso às cegas em pacientes obesos. No entanto, exatamente por essas características, pode ser necessário o uso de um transdutor convexo (com menor frequência e usado para exames abdominais ou pélvicos) e agulhas de maior comprimento (gelco 18 ou 16 ou agulha de raquianestesia).

O posicionamento é o mesmo para a infiltração às cegas, e o transdutor deve ser posicionado mais uma vez com o seu maior eixo coincidente ao maior eixo da bolsa inflamada. A agulha deverá penetrar a 45° paralelamente e abaixo do transdutor no sentido distal para proximal (mais comum) ou proximal para distal, de acordo com a dominância e habilidade do médico (Fig. 6.1.13A). Ela deverá estar conectada com seringa de rosca já contendo a medicação a ser utilizada. A agulha deve avançar até penetrar na bolsa, e, então, a solução de corticosteroide e lidocaína deverá ser injetada (Fig. 6.1.13B).

DICA
Na abordagem por ultrassom, deve-se evitar ao máximo trocar de seringa no momento em que a agulha está em seu posicionamento ótimo. Devido à profundidade dessa bolsa e ao pequeno tamanho da tuberosidade isquiática, é muito comum a perda visual dessa estrutura ao ultrassom.

Lembretes

- Agulha = 40 x 8 mm (abordagem às cegas), gelco 18 ou 16 (abordagem por ultrassom)
- Volume = 1 mL de corticosteroide + 2 mL de lidocaína
- Direção = distal para proximal

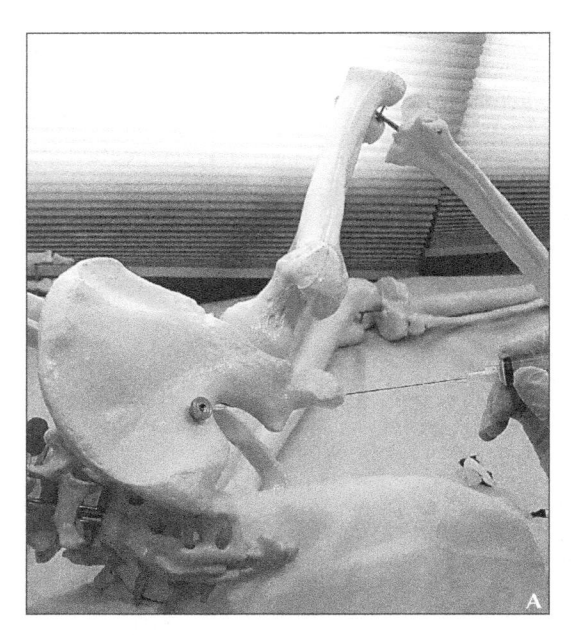

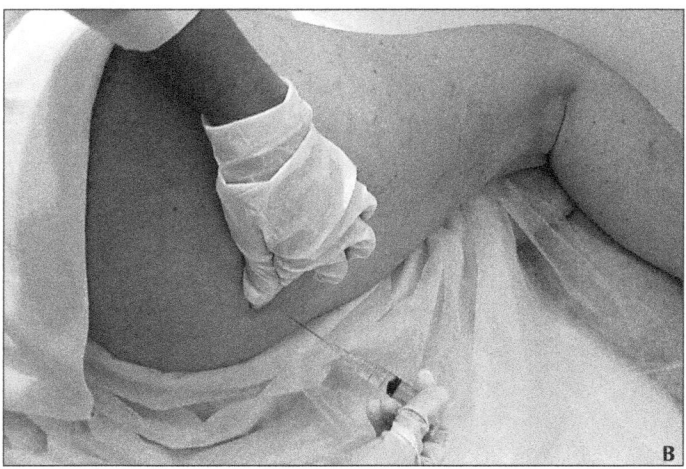

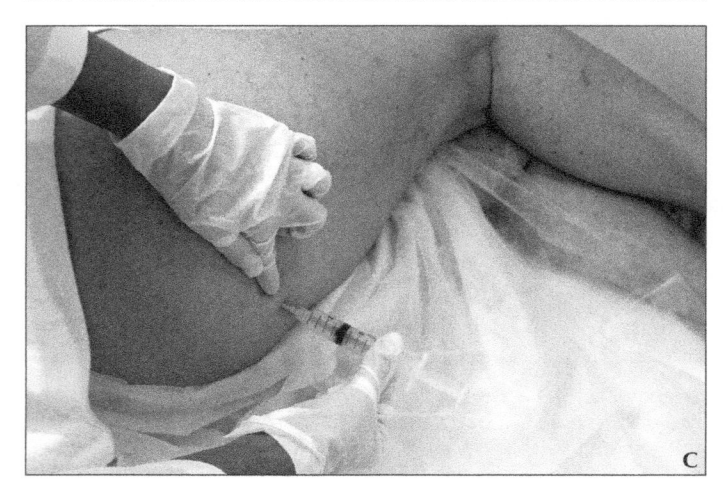

FIGURA 6.1.12
Infiltração da bolsa isquiática às cegas.

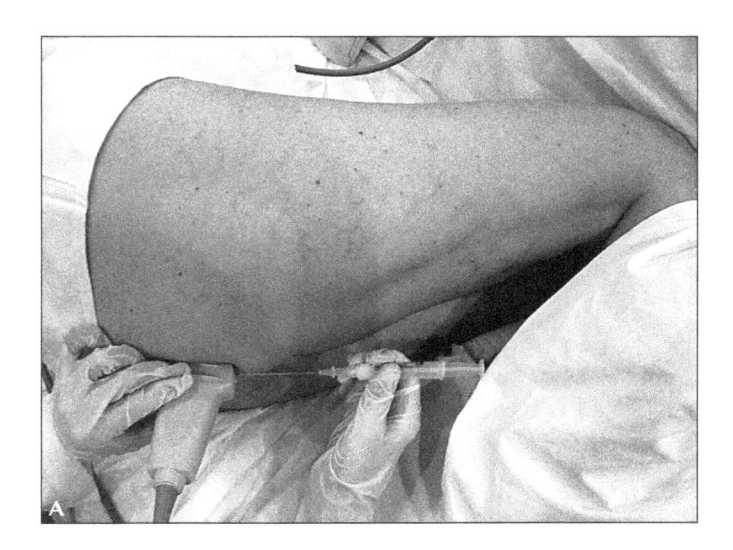

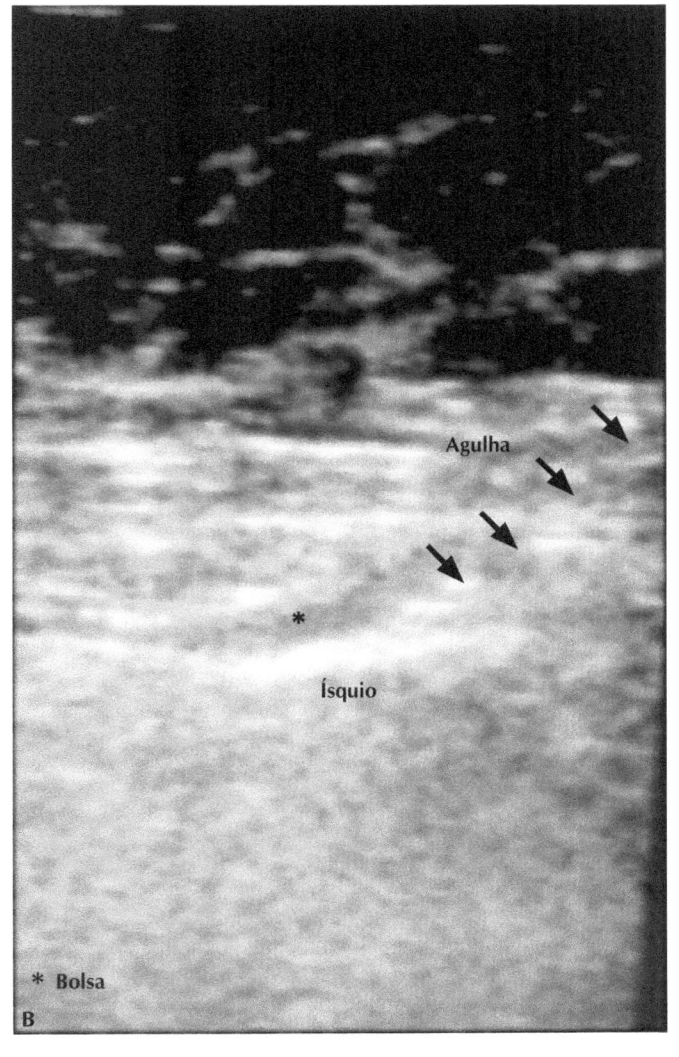

FIGURA 6.1.13
Infiltração da bolsa isquiática guiada por ultrassom.

6 INFILTRAÇÕES APENDICULARES DE MEMBRO INFERIOR

6.2 Joelho

INFILTRAÇÃO INTRA-ARTICULAR

Articulação do joelho

Trata-se da articulação mais puncionada, tanto para diagnóstico quanto para fins terapêuticos. Sua abordagem é mais fácil que as demais devido à superficialidade e o tamanho do seu maior recesso capsular (o fundo-de-saco do joelho). No entanto, um joelho com deformidade articular estruturada pode ser de difícil punção.

TÉCNICA

ABORDAGEM ÀS CEGAS

Como se trata de articulação de grande porte, deve-se utilizar agulha de no mínimo 40 x 8 mm. A seringa com lidocaína a 2% em separado pode ser bastante útil em casos de difícil punção e somente deve ser utilizada para realizar anestesia regional quando não se conseguiu penetrar no ambiente intra-articular de pronto. Em situações de facilidade de penetração da agulha no espaço intra-articular, a realização do bloqueio regional na pele com anestésico é apenas um desconforto a mais para o paciente. Além da seringa com o HT (3 a 5 mL), deve-se ter ao alcance uma seringa vazia para caso de necessidade de aspiração de grande volume de líquido sinovial.

Várias são as vias de abordagem do espaço intra-articular nessa articulação, e, de acordo com a via, o paciente poderá estar em decúbito dorsal ou sentado.

Via superolateral

Nessa abordagem, o paciente deve estar em decúbito dorsal. O ponto de entrada da agulha deve ser 2 cm superolateralmente ao ângulo superolateral da patela (Fig. 6.2.1A, B) e a direção deve ser a do centro da articulação. A agulha passa sob a patela que deve estar evertida para facilitar o procedimento (Fig. 6.2.1C). Trata-se da abordagem mais fácil e menos dolorosa do joelho.

Via superomedial

O paciente também deve estar em decúbito dorsal. O ponto de entrada da agulha deve ser 2 cm superomedialmente ao ângulo superomedial da patela (Fig. 6.2.2A, B). A agulha deve ser direcionada para o centro da articulação, penetrando sob a patela, dessa vez invertida (Fig. 6.2.2C). Essa é uma abordagem útil em casos de punções diagnósticas de joelhos com mínimo derrame articular, porém trata-se de punção bem mais dolorosa que a anterior. É também uma abordagem mais elaborada, uma

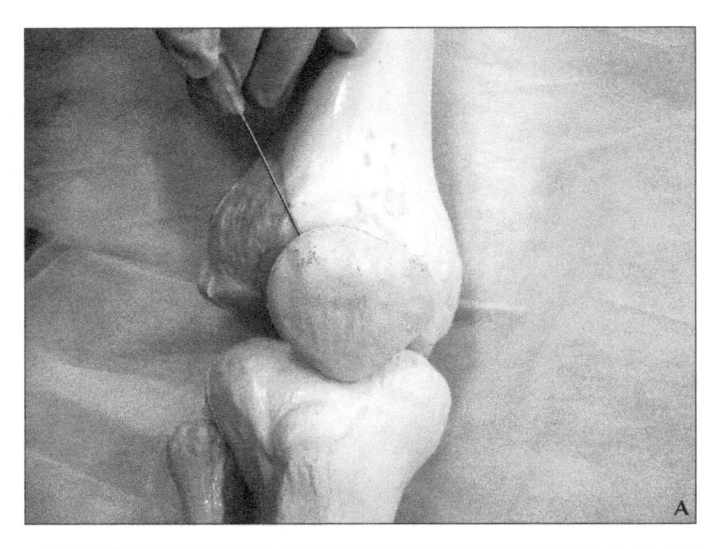

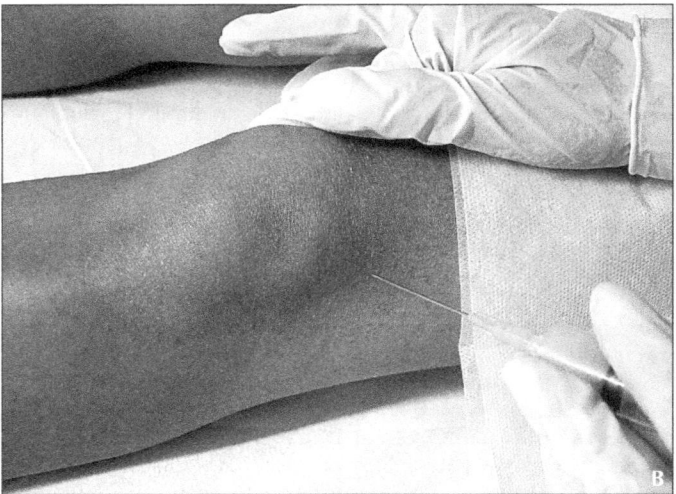

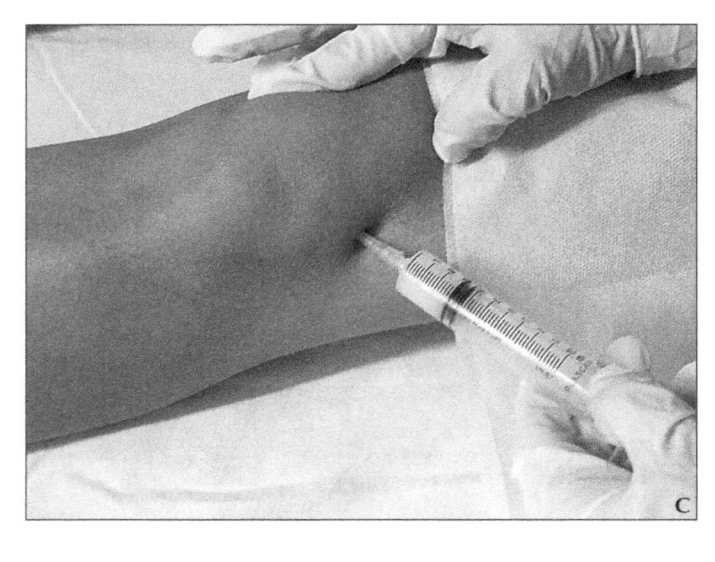

FIGURA 6.2.1
Infiltração do joelho às cegas pela abordagem superolateral.

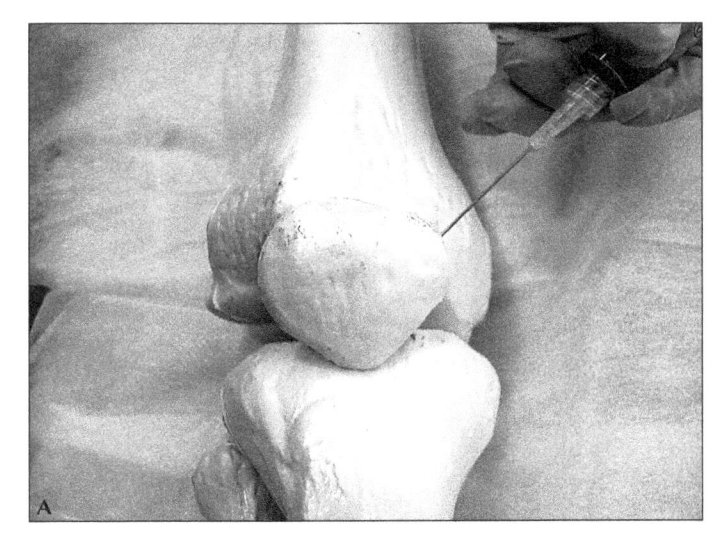

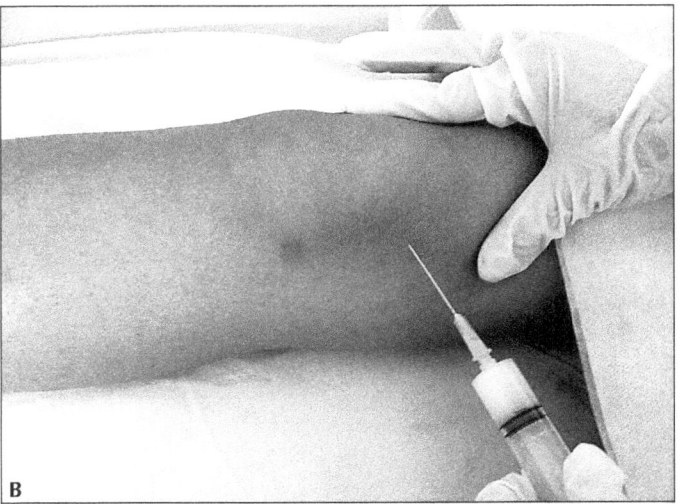

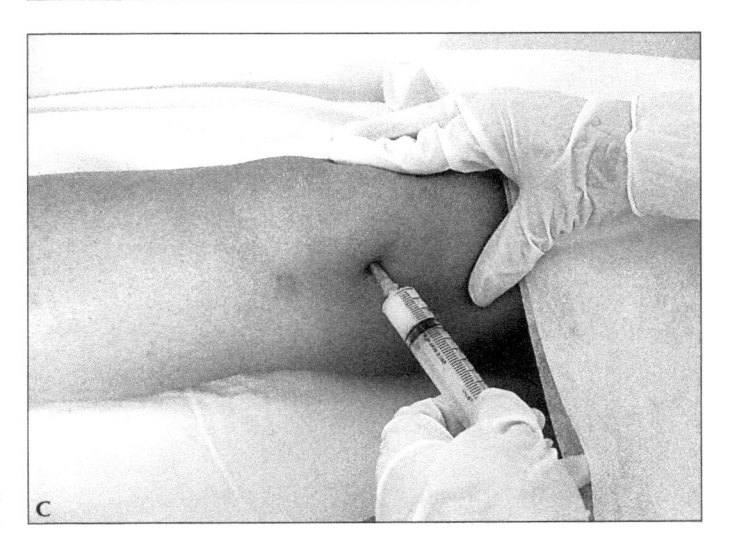

FIGURA 6.2.2
Infiltração do joelho às cegas pela abordagem superomedial.

Infiltrações no aparelho locomotor

> ### TÉCNICA
>
> vez que o ângulo superomedial da patela não é tão nítido quanto o superolateral, e a agulha pode tocar precocemente a cartilagem da face posterior da patela.
>
> **Via subpatelar**
>
> Novamente a posição do paciente é em decúbito dorsal. O ponto de entrada da agulha é abaixo da patela, no seu terço médio, sendo que a sua direção deve ser perpendicular ao maior eixo do membro (Fig. 6.2.3A, B). A patela deve estar evertida, e a intenção é passar sob a patela. Levando-se em consideração a profundidade ou a espessura dessa última, a agulha deve penetrar pelo menos a 1,5 cm da borda lateral da patela para não tocar em seu periósteo (Fig. 6.2.3C). Trata-se de uma abordagem valiosa em casos de joelhos com déficits de extensão ou em casos de patelas de difícil mobilização. No entanto, é uma abordagem por meio da qual dificilmente se obtém aspiração de líquido sinovial.

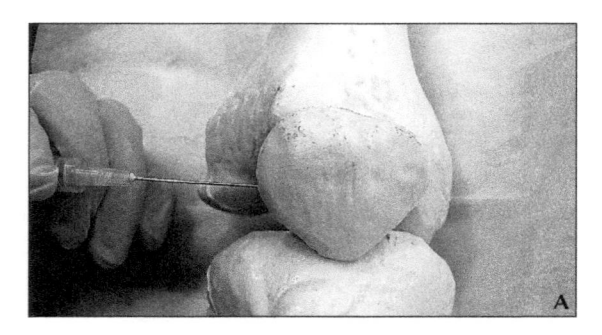

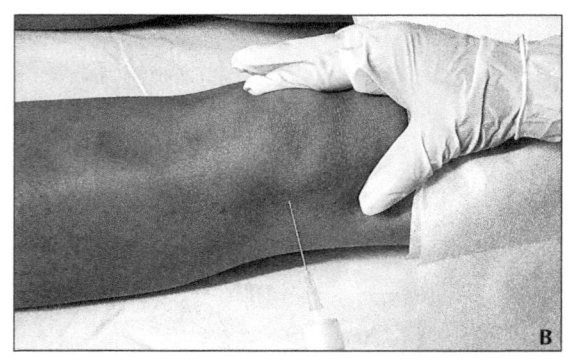

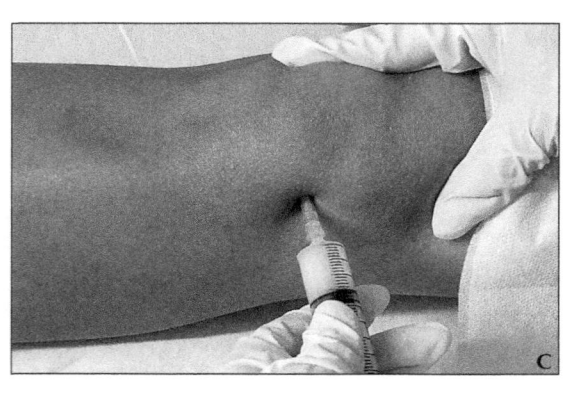

FIGURA 6.2.3
Infiltração do joelho às cegas pela abordagem subpatelar.

TÉCNICA

Via anterior

O paciente deve ser posicionado sentado sobre a maca com as pernas pendentes. O ponto de entrada da agulha deve ser a interlinha articular femorotibial, a 1,5 cm lateral ou medialmente ao tendão patelar e a 1,5 cm abaixo do ápice da patela (Fig. 6.2.4A, B). A direção deve ser estritamente anteroposterior para evitar a punção da gordura de Hoffa (Fig. 6.2.4C). É comum (e esperado) o encontro da agulha com o côndilo femoral. Nesse caso, deve-se retirar milimetricamente a agulha antes de se injetar o conteúdo da seringa. Essa é uma abordagem adequada em casos de grandes déficits de extensão (joelhos em flexão irredutível). No entanto, mais uma vez, a aspiração de líquido sinovial é difícil por esse acesso.

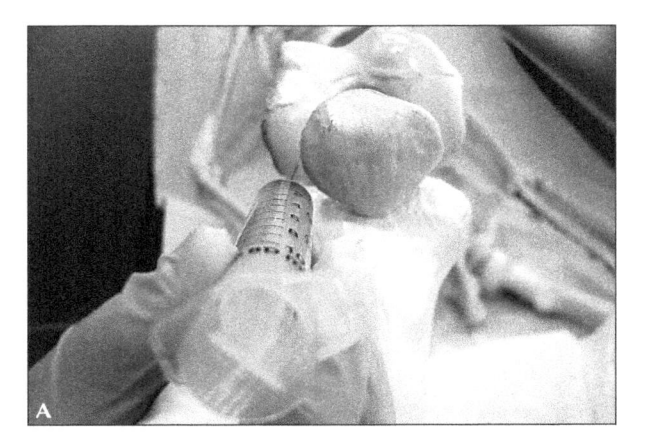

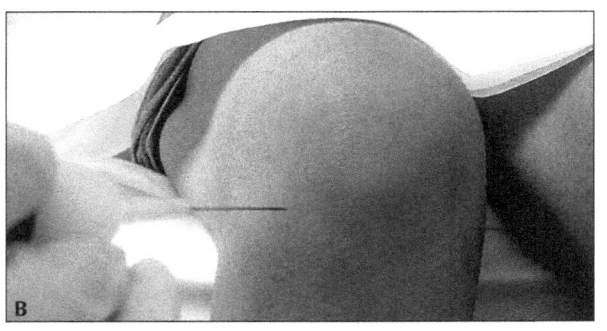

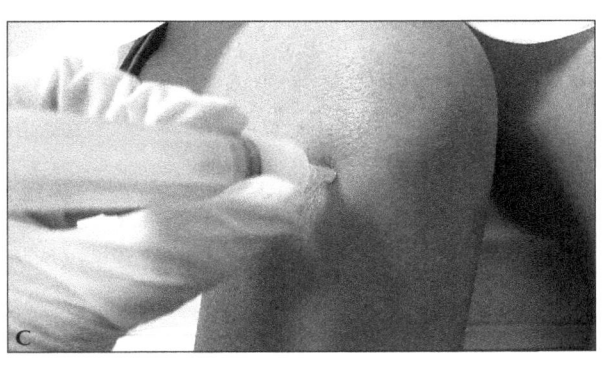

FIGURA 6.2.4
Infiltração do joelho às cegas pela abordagem anterior.

TÉCNICA

ABORDAGEM POR RADIOSCOPIA

Raramente se faz necessário o auxílio de imagem para a abordagem intra-articular do joelho. No entanto, em casos de grandes deformidades, principalmente em crianças, e mais frequentemente em infiltrações com radioisótopos, esse tipo de abordagem pode ser pertinente. O médico deve ter, portanto, o treinamento para reconhecer o delineamento dos recessos capsulares do joelho pelo contraste para a certificação do espaço intra-articular.

A abordagem deve ser de preferência a superolateral (Fig. 6.2.5). Será observada, por meio da radioscopia, a passagem da agulha sob a patela (Fig. 6.2.6A), e, após a introdução de pequena quantidade de anestésico, deve-se introduzir o contraste. A imagem que se irá observar em uma abordagem intra-articular bem-sucedida por radioscopia nessa articulação é a de pelo menos um dos três recessos articulares (lateral, medial ou fundo-de-saco do joelho) banhados pelo contraste (Fig. 6.2.6B, C). Só então a medicação deve ser injetada.

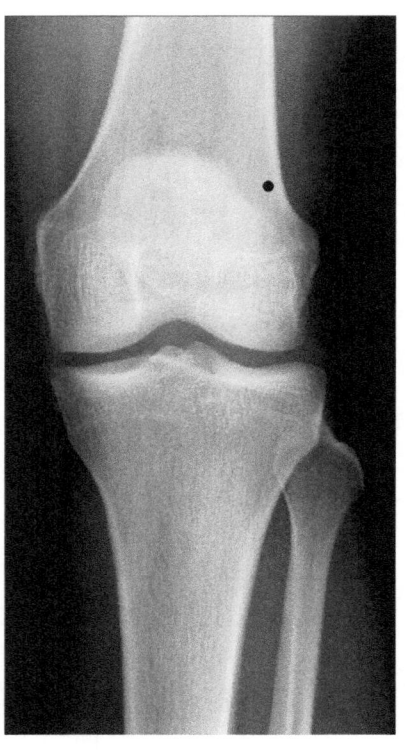

FIGURA 6.2.5
Ponto de punção do joelho na abordagem por radioscopia.

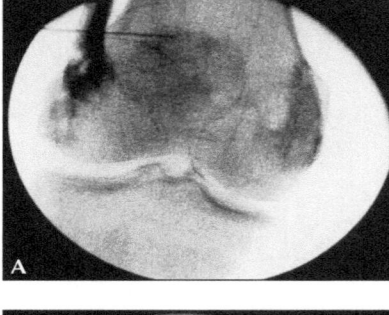

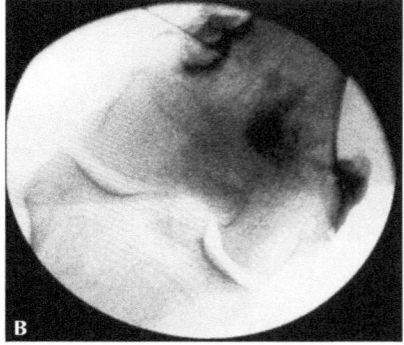

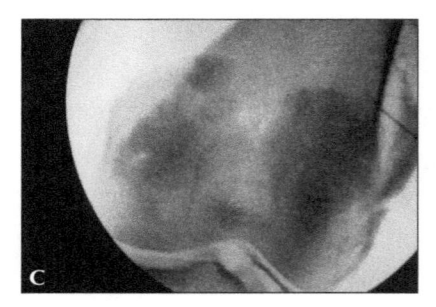

FIGURA 6.2.6
Infiltração do joelho guiada por radioscopia pela via superolateral com o contraste escoando do recesso lateral até o recesso medial do joelho.

TÉCNICA
ABORDAGEM POR ULTRASSOM

Como já mencionado, o joelho é uma articulação facilmente infiltrada às cegas. O uso do ultrassom pode agregar acurácia a infiltrações periarticulares para distúrbios regionais refratários à infiltração às cegas. A abordagem com o auxílio do ultrassom pode ser útil também para o esvaziamento de uma articulação com múltiplos septos sinoviais e, consequentemente, vários bolsões sinoviais.

O posicionamento do paciente deve ser o de decúbito dorsal com o joelho em extensão. O transdutor deve ser posicionado ao nível do fundo-de-saco do joelho paralelamente às fibras do tendão do quadríceps, lateral ou medialmente a esse tendão, dependendo do local do maior bolsão sinovial. A agulha (40 x 8 mm ou 40 x 12 mm em casos de líquido espesso) deve penetrar paralelamente e abaixo da extremidade proximal do transdutor com uma inclinação de 45° (com direção de proximal para distal) e deve atingir o recesso articular (Fig. 6.2.7A). Somente após esse procedimento, a articulação deve ser aspirada, e a medicação, injetada (Fig. 6.2.7B).

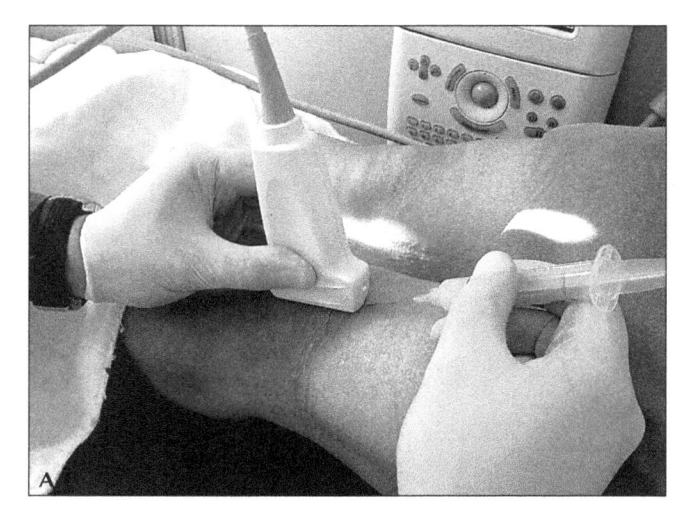

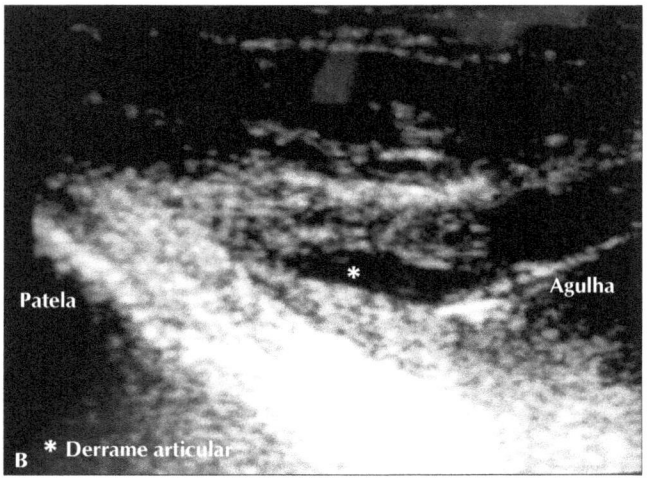

FIGURA 6.2.7
Infiltração do joelho guiada por ultrassom.

DICAS

Na abordagem às cegas do joelho de pacientes magros, a introdução total da agulha pode fazê-la penetrar no panículo adiposo contralateral ou em franja sinovial, impossibilitando qualquer artrocentese ou causando danos, se injetado HT. Portanto, em casos de falha em aspiração de um joelho, deve-se retirar lentamente (milimetricamente) a agulha, mantendo o êmbolo da seringa em aspiração contínua. Em muitos casos, observa-se, após alguns milímetros de retirada da agulha, a aspiração de líquido sinovial.

Na abordagem guiada por radioscopia, a manipulação da patela lateromedialmente, enquanto se injeta o contraste, pode evidenciar o correto posicionamento da agulha se for observada a "movimentação" do contraste no ambiente intra-articular, mesmo antes do delineamento de algum dos recessos capsulares.

Na abordagem por ultrassom, dado o tamanho do recesso capsular do fundo-de-saco do joelho, a dificuldade de visualização da agulha é muito pequena. Portanto, a troca de seringa (uma para aspiração e, em seguida, a com a medicação a ser injetada) não põe em risco a visualização de uma agulha bem posicionada.

Lembretes

- Agulha = 40 x 8 mm
- Volume = 3 a 5 mL de HT (60 a 100 mg)
- Direção = anteroposterior (na abordagem às cegas pela via anterior), para o centro da articulação (para as outras abordagens às cegas e para a abordagem por radioscopia), de proximal para distal (para a abordagem por ultrassom)

INFILTRAÇÃO PERIARTICULAR

Pata de ganso

A tendinite da pata de ganso, estrutura formada pela inserção dos tendões dos músculos semitendíneo, grácil e sartório, é entidade comum e muitas vezes refratária à medicação oral. A abordagem às cegas para realizar infiltração dessa estrutura é habitualmente satisfatória, porém, em casos refratários, o uso do ultrassom pode ser muito útil para guiar esse procedimento.

TÉCNICA

ABORDAGEM ÀS CEGAS

Para essa infiltração, o paciente deve estar em decúbito dorsal e com o joelho estendido ao máximo. Deve ser utilizada uma agulha de 30 x 7 mm.

Novamente o ponto de entrada da agulha deve ser aquele correspondente ao local de maior dor à palpação na região, ou seja, na face anteromedial do côndilo medial da tíbia. A agulha deve penetrar perpendicularmente à pele, na direção mediolateral (Fig. 6.2.8A, B), até atingir o periósteo, e, a seguir, devem ser realizados movimentos de vaivém em leque com a agulha, injetando-se a medicação a cada encontro com o periósteo (Fig. 6.2.8C).

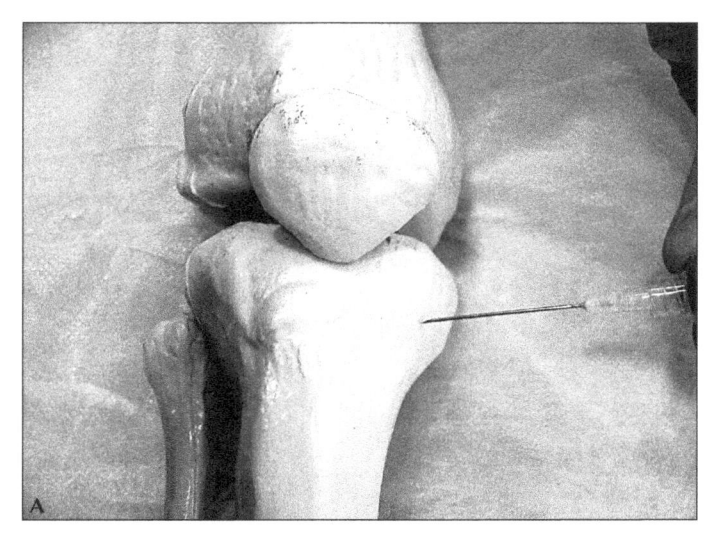

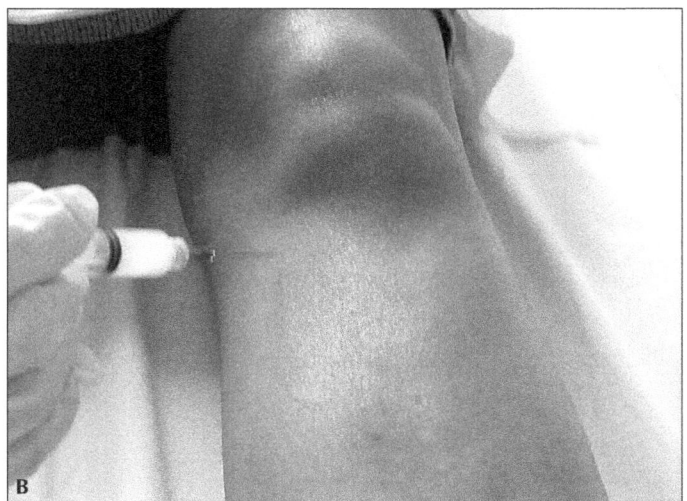

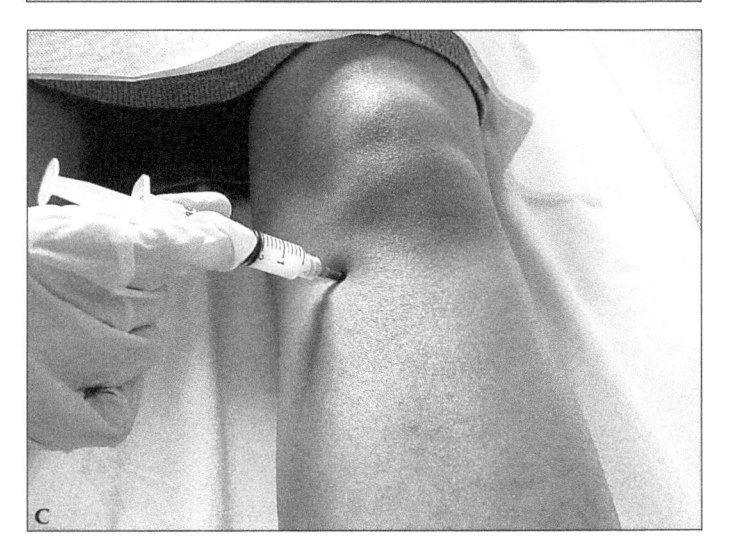

FIGURA 6.2.8
Infiltração da pata de ganso às cegas.

TÉCNICA
ABORDAGEM POR ULTRASSOM

O posicionamento é o mesmo da abordagem às cegas. O transdutor deve ser posicionado na região da pata de ganso, com o seu maior eixo coincidindo com o maior eixo dos tendões. A agulha (40 x 8 mm) deve penetrar com uma inclinação de 45°, paralelamente e abaixo do transdutor por sua extremidade lateral ou medial, de acordo com a dominância e a habilidade do médico (Fig. 6.2.9A). Ela deve atingir a região peritendínea da pata de ganso, sempre com o cuidado de não se penetrar nos tendões. Só então a solução de lidocaína + corticosteroide deve ser injetada (Fig. 6.2.9B).

Lembretes

- Agulha = 30 x 7 mm (abordagem às cegas), 40 x 8 mm (abordagem por ultrassom)
- Volume = 1 mL de corticosteroide + 1 mL de lidocaína
- Direção = mediolateral (abordagem às cegas ou por ultrassom), lateromedial (abordagem por ultrassom)

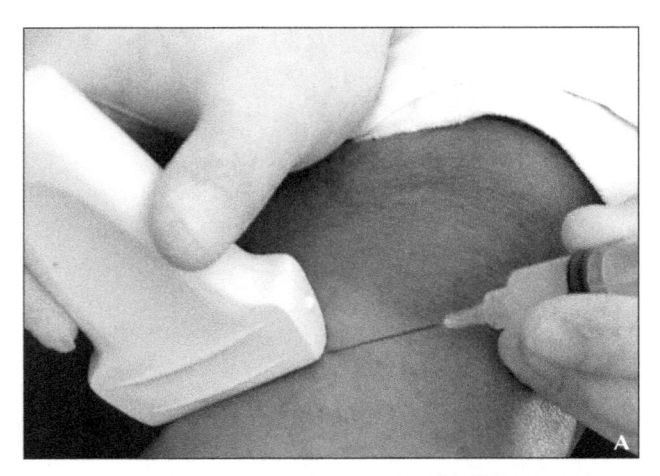

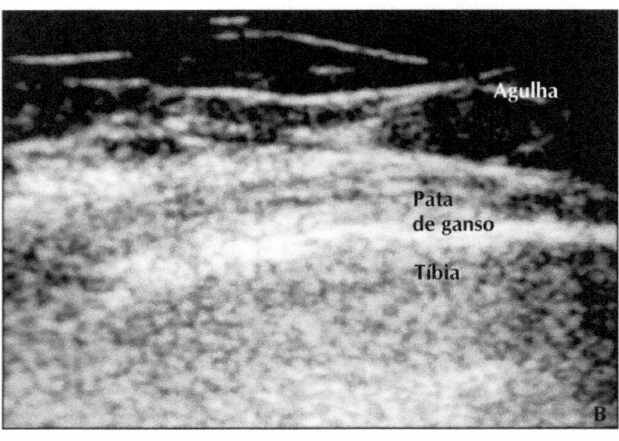

FIGURA 6.2.9
Infiltração da pata de ganso guiada por ultrassom.

Cisto de Baker

O cisto de Baker, ou cisto poplíteo, é uma entidade habitualmente assintomática que surge entre o ventre medial do músculo gastrocnêmio e o tendão do músculo semi-membranáceo e mantém habitualmente comunicação com a cavidade intra-articular do joelho. Porém, em joelhos com derrame articular constante (seja por artropatia inflamatória ou degenerativa), pode passar a ser sintomático, provocar abaulamento na fossa poplítea ou, pior, dissecar para a panturrilha, provocando o quadro súbito e doloroso conhecido como "pseudotromboflebite". Em casos sintomáticos ou pós-dissecção, seu esvaziamento pode provocar grande alívio. A introdução de corticosteroide atrofiante, como o acetonide de triancinolona, ou mesmo o HT (quando a infiltração é guiada por imagem e se tem a certeza da posição intracisto da agulha), pode provocar a atrofia do cisto, evitando-se, assim, sua reincidência.

TÉCNICA

ABORDAGEM ÀS CEGAS

Essa abordagem é recomendada apenas em situações em que existe um grande cisto de Baker capaz de produzir um abaulamento volumoso da fossa poplítea. Deve-se lembrar que próximo a ele encontra-se a artéria poplítea, que, de forma alguma, deve ser puncionada. Esse procedimento é mais seguro se tiver apenas a intenção de provocar o esvaziamento do cisto ou se o corticosteroide de depósito a ser utilizado não for atrofiante (p. ex., betametasona).

O paciente deve estar em decúbito ventral com o joelho em extensão total. Como o líquido presente no cisto de Baker é habitualmente espesso, recomenda-se utilizar uma agulha de mais grosso calibre para o seu esvaziamento (40 x 12 mm, agulha rosa). Pode-se realizar previamente ao procedimento um botão anestésico na pele com agulha de insulina em pacientes mais sensíveis. Punciona-se o local de maior abaulamento do cisto no sentido posteroanterior, tendo-se o cuidado de se manter o mais distante possível da artéria poplítea (Fig. 6.2.10A). Utiliza-se inicialmente uma seringa de 10 ou 20 mL para esvaziar o cisto, mudando a orientação da agulha ao mesmo tempo em que se mantém a aspiração para favorecer a aspiração de mais de uma loja sinovial (Fig. 6.2.10B, C). Após o término da aspiração, com a agulha ainda posicionada, deve-se introduzir a solução de lidocaína + corticosteroide (2 mL), tendo-se o cuidado de deixar bastante ar nessa última seringa, que deverá ser injetado no final do procedimento para evitar o refluxo (muito frequente) da medicação infiltrada.

ABORDAGEM POR ULTRASSOM

Essa abordagem é a mais segura para se realizar o esvaziamento e a infiltração do cisto de Baker. O posicionamento do joelho é o mesmo anteriormente descrito. O transdutor deve ser posicionado sobre o cisto de Baker com o seu maior eixo coincidindo com o maior eixo do cisto. Em casos de cistos com vários septos, pode-se mudar o posicionamento do transdutor várias vezes para otimizar o esvaziamento de todas as lojas sinoviais, sendo essa a grande vantagem da abordagem do cisto de Baker por ultrassom. Dependendo da quantidade de lojas e da comunicação entre elas, podem ser necessárias, inclusive, punções em mais de um local. Utiliza-se a agulha 40 x 12 mm, que deverá ser introduzida a 45° paralelamente e abaixo do transdutor em sua extremidade distal (mais comum) ou proximal, de acordo com a dominância e a habilidade do médico (Fig. 6.2.11A). A inclinação da agulha deve ser a necessária para atingir o centro do cisto ou o seu maior bolsão de líquido

> **TÉCNICA**
>
> (Fig. 6.2.11B, C). Inicialmente, deve-se aspirar o seu conteúdo ao máximo (Fig. 6.2.11D), para, em seguida, injetar o corticosteroide (2 mL), que, nesse caso, como já mencionado, pode ser atrofiante. Em caso de uso de corticosteroide atrofiante, faz-se mais necessário ainda o recurso de introduzir "ar" ao final do procedimento para evitar refluxo do fármaco, assim como para realizar uma compressão mais vigorosa e demorada no local da punção após a retirada da agulha.

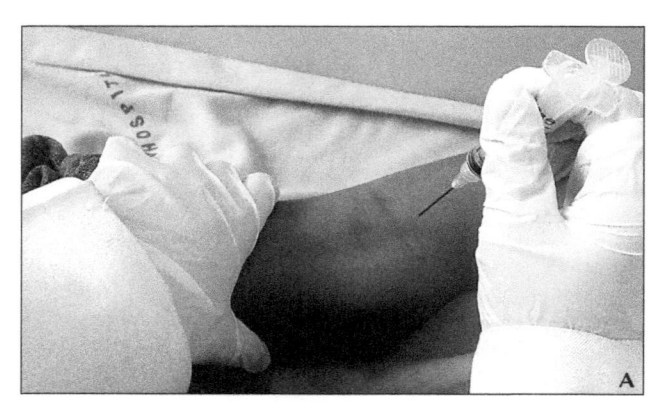

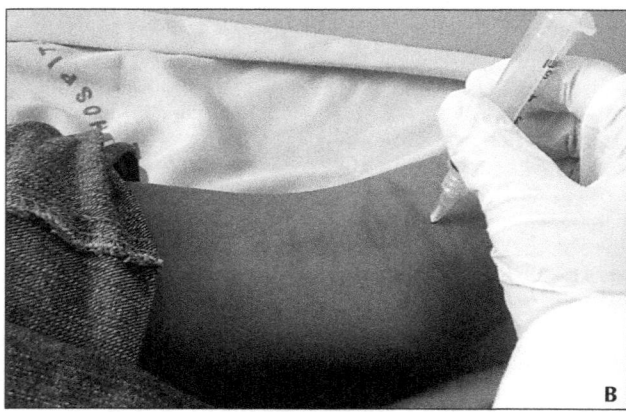

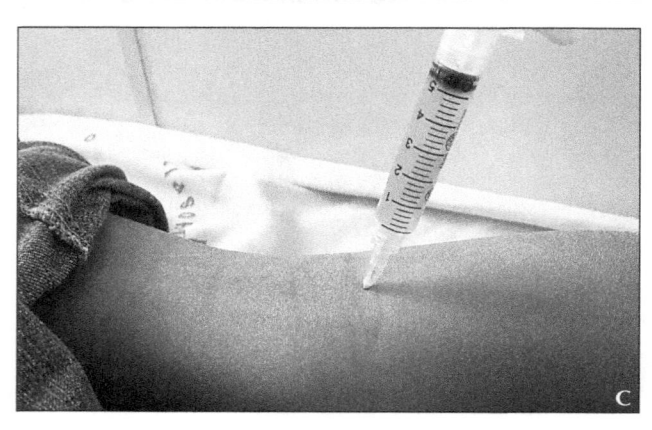

FIGURA 6.2.10
Aspiração e infiltração de cisto de Baker às cegas.

DICA

Em cistos de Baker crônicos, é muito comum a presença de quantidade maior de tecido sinovial do que de líquido sinovial livre. Nesse caso, a aspiração às cegas será malsucedida. Na abordagem por ultrassom, deve-se penetrar a agulha no local de maior quantidade desse tecido sinovial e, então, injetar o corticosteroide atrofiante.

Lembretes

- Agulha = 40 x 12 mm (rosa)
- Volume = 2 mL de corticosteroide + 2 mL de lidocaína
- Direção = posteroanterior (abordagem às cegas), distal para proximal ou proximal para distal (abordagem por ultrassom)

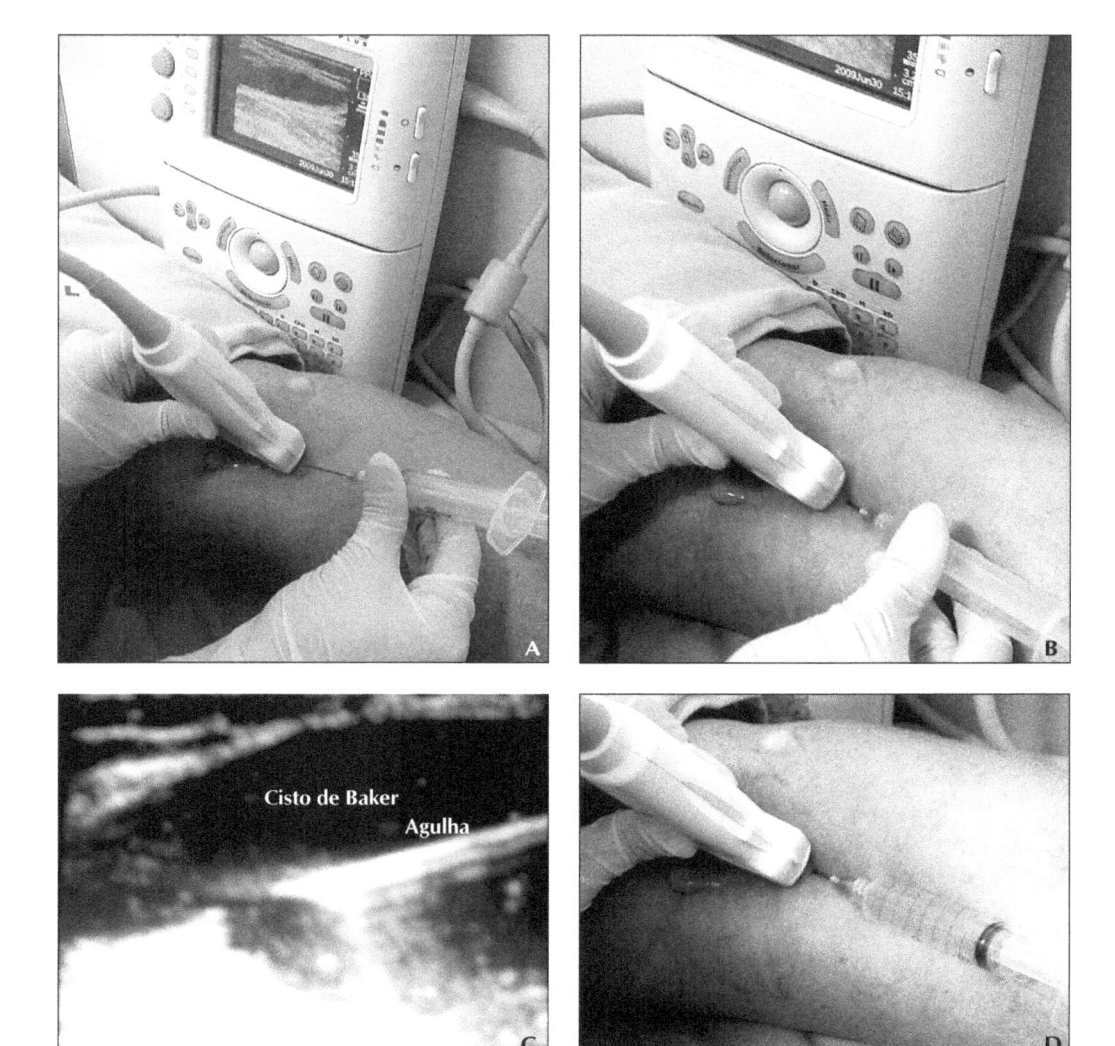

FIGURA 6.2.11
Infiltração de cisto de Baker guiada por ultrassom.

6 INFILTRAÇÕES APENDICULARES DE MEMBRO INFERIOR

6.3 Pé

INFILTRAÇÕES INTRA-ARTICULARES

Articulação talocrural (tornozelo)

A articulação talocrural tem uma interlinha articular de difícil palpação e de difícil acesso à agulha, já que é parcialmente recoberta anteriormente pela tíbia. No entanto, possui um recesso articular de grande porte localizado sobre o tálus, o que facilita as punções aspirativas dessa articulação.

TÉCNICA

ABORDAGEM ÀS CEGAS

A abordagem preferencial dessa articulação deve ser a anteromedial. Deve-se utilizar agulha de 40 x 8 mm, e pode ser introduzido no ambiente intra-articular um volume de hexacetonide de triancinolona (HT) de 2 a 3 mL, dependendo do porte da articulação. A utilização de lidocaína em uma primeira seringa é muito importante para testar a resistência ou o refluxo do líquido na busca do espaço intra-articular antes da introdução do corticosteroide.

A posição do paciente é mais uma vez em decúbito dorsal com o pé em posição neutra. Deve-se solicitar ao paciente para que realize a flexão dorsal ativa do pé para a visualização do tendão do músculo tibial anterior. O ponto de entrada da agulha deve ser em uma depressão formada medialmente ao tendão do músculo tibial anterior, na altura do maléolo medial (Fig. 6.3.1A, B). A agulha pode ser inclinada no sentido do maléolo lateral na tentativa de se alcançar mais facilmente o recesso anterior (Fig. 6.3.2A, B).

ABORDAGEM POR RADIOSCOPIA

Nessa abordagem, o posicionamento do paciente deve ser o mesmo que o da abordagem às cegas. No entanto, o pé deve ser mantido relaxado, em posição neutra. Mais uma vez, a intenção é puncionar o recesso articular anterior talocrural, não sendo necessária a penetração da agulha na interlinha articular. O ponto de entrada da agulha é estritamente anterior, de modo a tocar a cabeça do tálus alguns milímetros abaixo da interlinha articular (Fig. 6.3.3). Deve-se introduzir um pouco de anestésico e, logo em seguida, o contraste que irá delinear o recesso anterior para ambos os lados ou, mais raramente, a interlinha articular (Figs. 6.3.4A, B e 6.3.5).

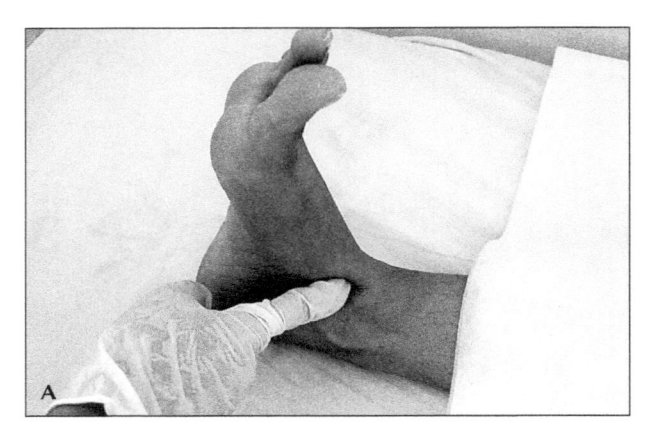

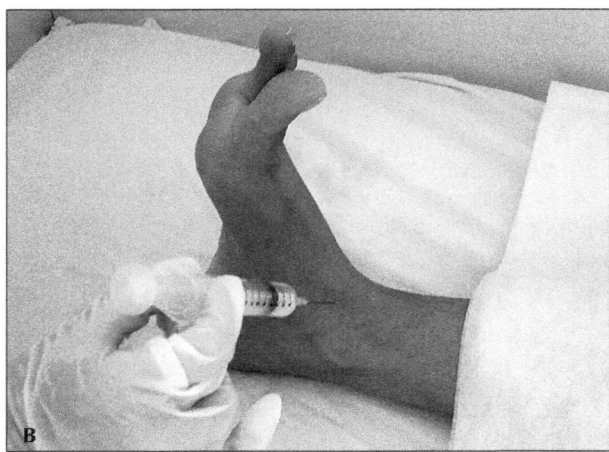

FIGURA 6.3.1
Depressão lateral ao maléolo medial como reparo para infiltração da articulação talocrural (tornozelo) às cegas.

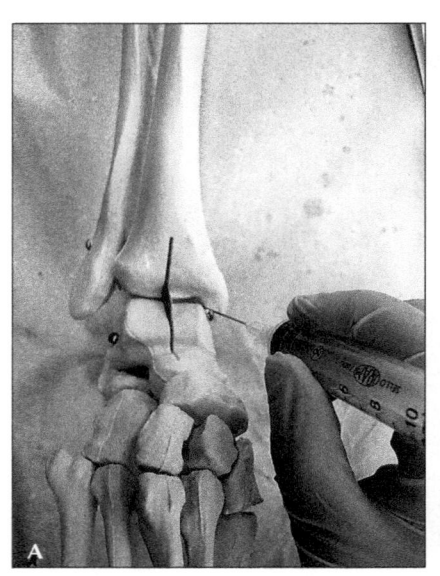

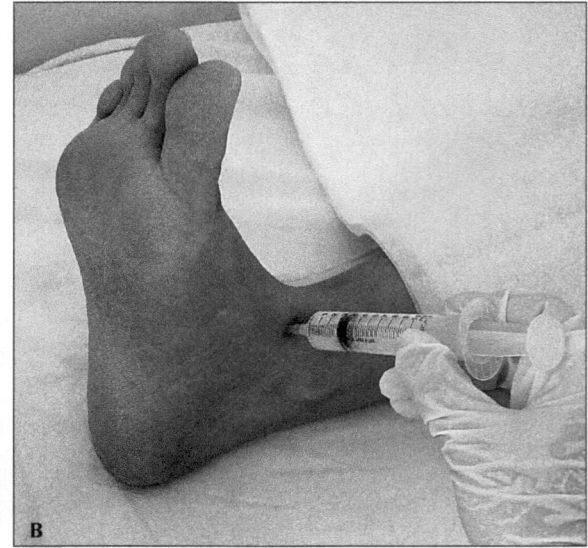

FIGURA 6.3.2
Infiltração da articulação talocrural (tornozelo) às cegas.

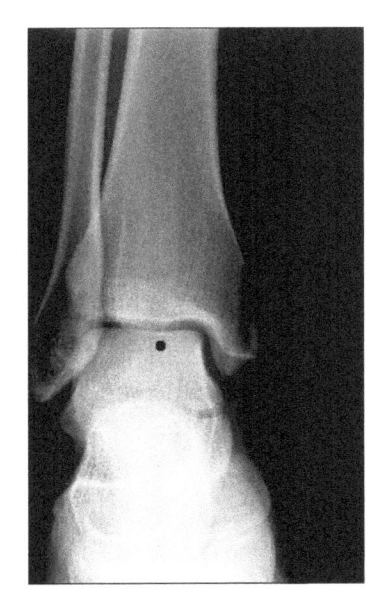

FIGURA 6.3.3
Ponto de punção da articulação talocrural (tornozelo) na abordagem por radioscopia.

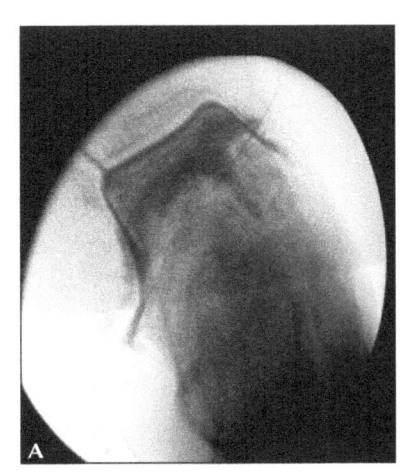

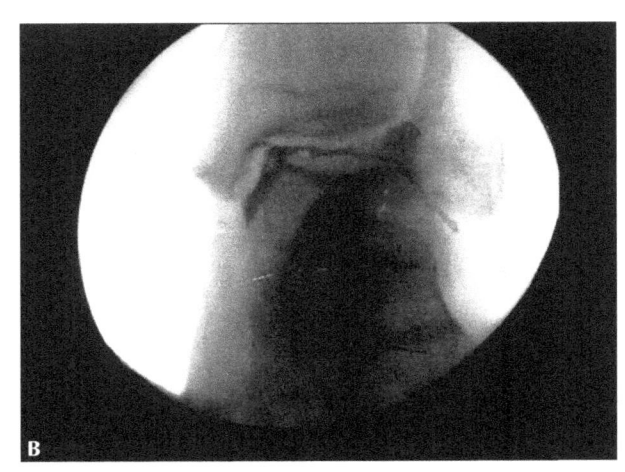

FIGURA 6.3.4
Infiltração da articulação talocrural (tornozelo) guiada por radioscopia.

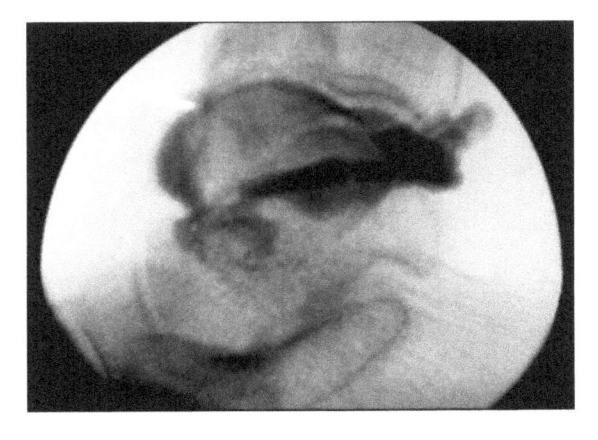

FIGURA 6.3.5
Comunicação entre os recessos anterior e posterior da articulação talocrural (tornozelo) após sua infiltração guiada por radioscopia.

TÉCNICA

ABORDAGEM POR ULTRASSOM

O posicionamento articular é o mesmo da infiltração às cegas. O transdutor deve estar posicionado no centro da face anterior talocrural perpendicularmente à interlinha articular. A intenção aqui é guiar a agulha até o recesso anterior talocrural e não até a interlinha talocrural propriamente dita. A agulha (40 x 8 mm) deve penetrar distalmente ao transdutor, paralelamente e abaixo dele, com uma inclinação que permita atingir o tálus imediatamente abaixo da interlinha da articulação talocrural (Fig. 6.3.6A). Uma vez nesse local, a agulha estará no recesso anterior da articulação, portanto no ambiente intra-articular, podendo a medicação ser injetada (Fig. 6.3.6B).

DICAS

Devido ao seu grande recesso articular anterior, a articulação talocrural também pode ser abordada às cegas anteriormente, principalmente quando se suspeita de um grande derrame articular. A entrada da agulha deve ser entre os tendões dos músculos extensor do hálux e extensor comum dos dedos, na direção anteroposterior, em linha imaginária que une os dois maléolos.

Na abordagem por ultrassom, deve-se ter o cuidado de posicionar o transdutor mais próximo à tíbia que ao tálus. Isso evitará que a agulha, ao penetrar distalmente ao transdutor, atinja a cabeça do tálus antes de chegar ao recesso anterior da articulação, provocando dor e necessidade de reposicionamento.

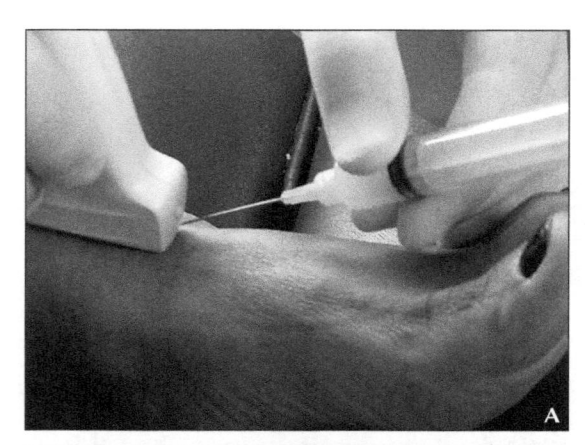

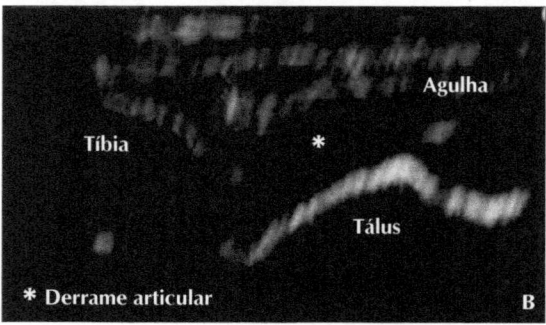

FIGURA 6.3.6
Infiltração da articulação talocrural (tornozelo) guiada por ultrassom.

Lembretes

- Agulha = 40 x 8 mm
- Volume = 2 a 3 mL de HT (40 a 60 mg)
- Direção = anteroposterior (abordagem às cegas e por radioscopia), de distal para proximal (abordagem por ultrassom)

Articulação talocalcânea (subtalar)

Essa é uma articulação frequentemente acometida em pacientes com AR, causa comum de dor em retro e médio-pé nesses pacientes, porém subvalorizada no exame físico. Pode ser abordada às cegas ou guiada por imagem. No entanto, a abordagem guiada por imagem é mais recomendada, principalmente por radioscopia, pela dificuldade de acesso do seu espaço intra-articular.

TÉCNICA

ABORDAGEM ÀS CEGAS

Nessa abordagem, a intenção é puncionar o seio do tarso (abordagem indireta), que mantém comunicação frequente com a articulação talocalcânea, principalmente se essa for sede de acometimento reumatoide. A abordagem às cegas direta da articulação talocalcânea não é segura.

A posição do paciente deve ser em decúbito dorsal com o tornozelo em flexão plantar e o pé posicionado em inversão (ou seja, em posição equinocavovaro), visando-se a "abrir" ao máximo o seio do tarso.

Deve-se utilizar uma agulha de 30 x 7 mm e um volume de HT de até 2 mL. Na abordagem inicial, uma anestesia regional pode ser de grande valia na procura do espaço articular.

O ponto de entrada da agulha deve estar em uma zona depressível 1 cm abaixo e anterior à extremidade distal do maléolo lateral. A direção deve ser lateromedial (Fig. 6.3.7A, B). Não deve haver contato ósseo, e a agulha, se bem posicionada, deve passar livremente (Fig. 6.3.7C). Em casos de contato ósseo, redirecionar a agulha no sentido posterior.

ABORDAGEM POR RADIOSCOPIA

Essa é a abordagem mais recomendada para essa articulação. É uma abordagem direta se for realizada pela via posterior, na qual essa articulação fica livre da cobertura dos maléolos.

O paciente deve estar posicionado em decúbito lateral contralateral ao pé acometido. O tornozelo deve estar em dorsiflexão máxima (se necessário com auxílio de apoio plantar) na intenção de "abrir" ao máximo o aspecto posterior dessa articulação (habitualmente pinçado em situações de sinovite crônica).

O volume de HT é o mesmo utilizado na abordagem às cegas, mas a agulha deve ser mais comprida (40 x 8 mm). O ponto de entrada da agulha deve ser entre o tendão calcâneo e o maléolo lateral (mais próximo ao tendão do que ao maléolo) aproximadamente 1 cm superiormente ao calcâneo (Fig. 6.3.8). A direção da agulha é posteroanterior na intenção de "mergulhar" entre o tálus e o calcâneo (Fig. 6.3.9A, B).

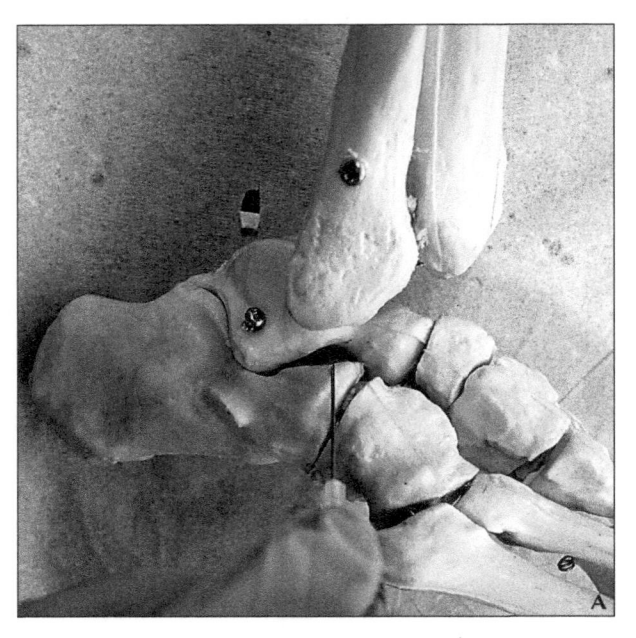

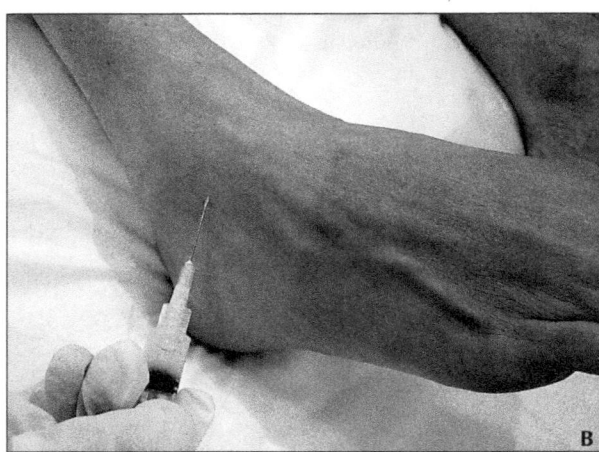

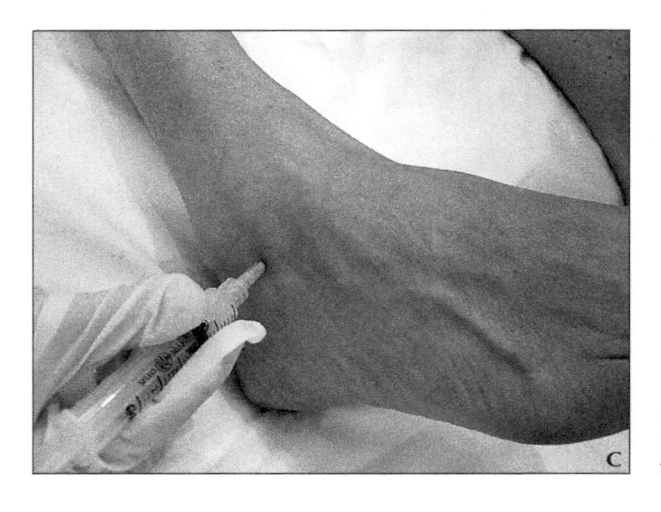

FIGURA 6.3.7
Infiltração da articulação talocalcânea (subtalar) às cegas.

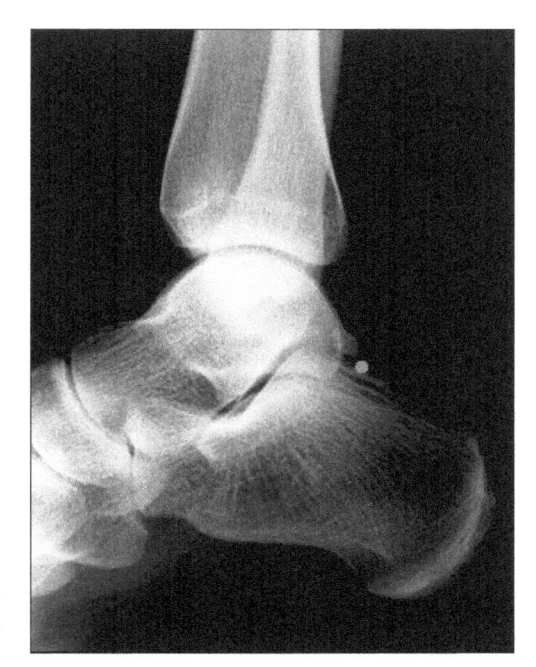

FIGURA 6.3.8
Ponto de punção da articulação talocalcânea (subtalar) na abordagem por radioscopia.

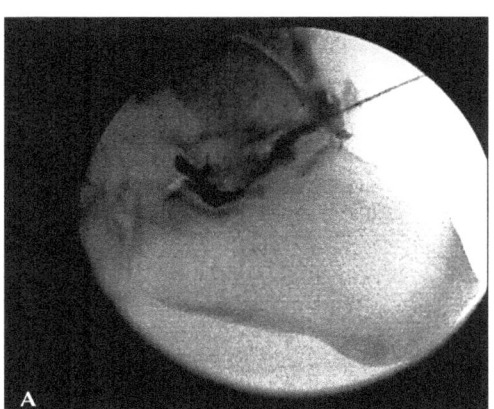

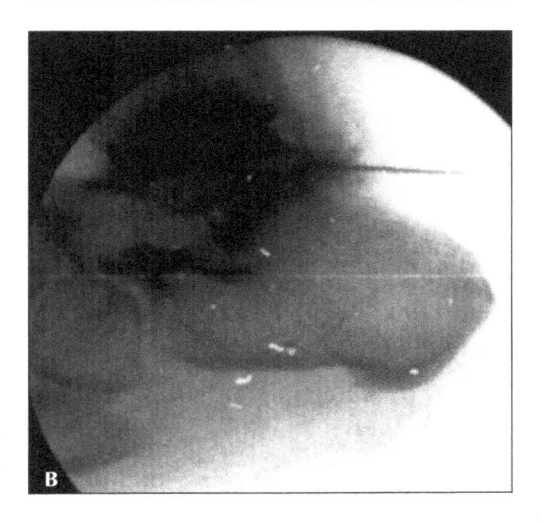

FIGURA 6.3.9
Infiltração da articulação talocalcânea (subtalar) guiada por radioscopia.

TÉCNICA
ABORDAGEM POR ULTRASSOM

A abordagem dessa articulação por meio do ultrassom é a mais difícil das três abordagens. Isso se deve à dificuldade em se visualizar a interlinha articular talocalcânea por esse método de imagem. O aspecto mais exposto dessa interlinha é o posterior, entre o maléolo lateral e o tendão calcâneo. No entanto, trata-se do aspecto mais profundo dessa articulação, o que dificulta sua visualização pelos transdutores lineares habitualmente utilizados na realização de exames musculoesqueléticos.

O paciente deve estar posicionado da mesma forma que para a abordagem por radioscopia, sendo que o pé deve ser mantido em cavovaro com a ajuda de apoios, na tentativa de expor ao máximo a interlinha articular. O transdutor deve ser posicionado paralelamente entre o maléolo lateral e o tendão calcâneo (melhor local) ou sobre o próprio maléolo lateral quando existe uma melhor visualização da interlinha articular logo abaixo deste (raro). A agulha (40 x 8 mm) deverá penetrar a 45° paralelamente e abaixo da extremidade distal do transdutor no sentido lateromedial (Fig. 6.3.10A) direcionando-a para a interlinha articular ou para o recesso posterior dessa articulação (Fig. 6.3.10B). Uma vez atingida uma dessas duas estruturas, o corticosteroide pode ser injetado.

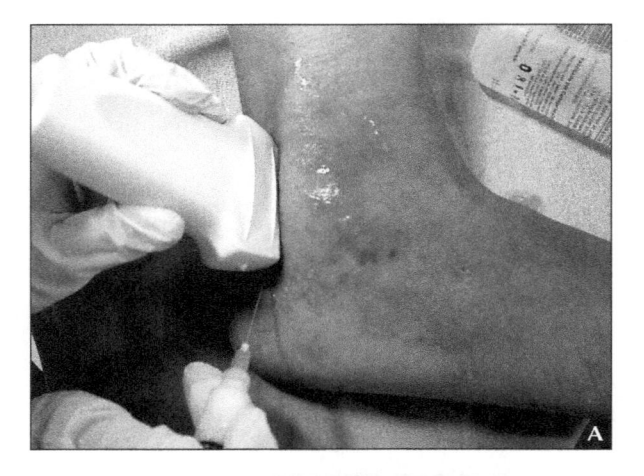

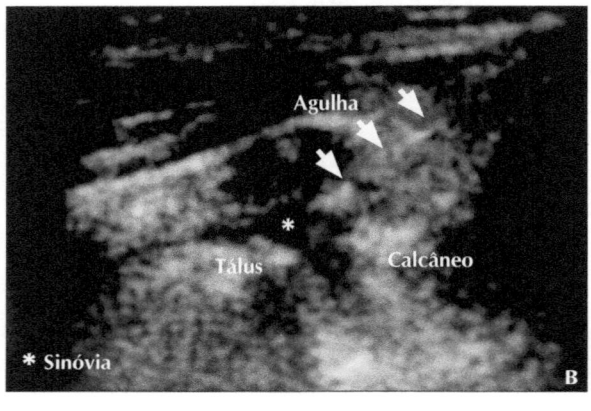

FIGURA 6.3.10
Infiltração da articulação talocalcânea (subtalar) guiada por ultrassom.

DICAS

A interlinha articular da articulação talocalcânea se dispõe em mais de um plano. Portanto, não se deve puncionar diretamente (lateromedialmente) a imagem da interlinha articular observada à radioscopia na incidência em perfil do pé. Essa imagem não é real, uma vez que o maléolo recobre essa interlinha.

Na abordagem por ultrassom, deve-se posicionar o transdutor de tal forma que sua extremidade distal esteja distante pelo menos 0,5 cm do osso calcâneo para evitar que a agulha encontre esse osso ao penetrar, provocando dor e necessidade de reposicionamento.

Lembretes

- Agulha = 40 x 8 mm
- Volume = 2 mL de HT (40 mg)
- Direção = lateromedial (na abordagem às cegas e por ultrassom) e posteroanterior (na abordagem por radioscopia)

Articulações do médio-pé

São várias as articulações do médio-pé que podem ser sede de acometimento por sinovite crônica causando dor e disfunção. No entanto, essas são articulações cuja interlinha articular é de difícil palpação e, muitas vezes, na verdade, negligenciadas no exame físico.

Quando se fala em articulações do médio-pé, leia-se articulação talocalcaneonavicular, cuneonavicular, tarsometatarsal interna (entre os cuneiformes e os metatarsos), tarsometatarsal externa (entre o cuboide e os metatarsos) e calcaneocubóidea. Como já mencionado, são articulações de difícil individualização às cegas; portanto, devem ser infiltradas, de preferência, com auxílio de imagem.

TÉCNICA — ABORDAGEM POR RADIOSCOPIA

As abordagens dessas articulações são muito semelhantes, por isso, serão descritas em conjunto. A posição do paciente deve ser em decúbito dorsal com o tornozelo em flexão plantar e a planta do pé sobre a mesa de exame (para as articulações talocalcaneonavicular, cuneonavicular e tarsometatarsal interna) ou com o pé a três quartos sobre a mesa (articulações calcaneocubóidea e tarsometatarsal externa). Deve-se utilizar uma agulha de 30 x 7 mm e um volume de HT de até 1,5 mL.

Essas articulações devem ser puncionadas diretamente em suas interlinhas articulares, e a direção da agulha deverá ser modificada de acordo com a disposição dessa interlinha. Após o contato ósseo (comum nas infiltrações de médio-pé), deve-se realizar mínima introdução de anestésico (para não ocupar o espaço intra-articular) e então introduzir pequena quantidade de contraste. A imagem a ser observada é habitualmente a do delineamento da interlinha em questão, mas pode se observar, em casos reumatoides, a comunicação entre mais de uma articulação.

- Articulação talocalcaneonavicular: ponto de punção na região média de sua interlinha articular (Figs. 6.3.11, 6.3.12A, B e 6.3.13).

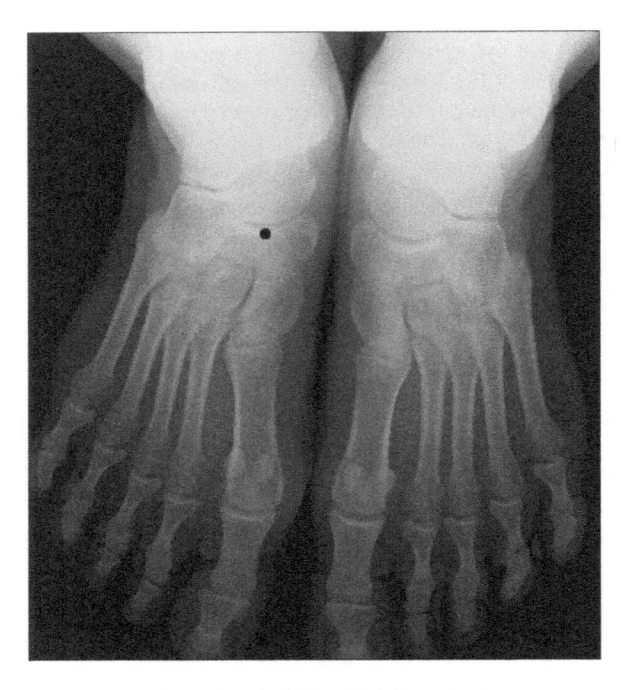

FIGURA 6.3.11
Ponto de punção da articulação talocalcaneonavicular na abordagem por radioscopia.

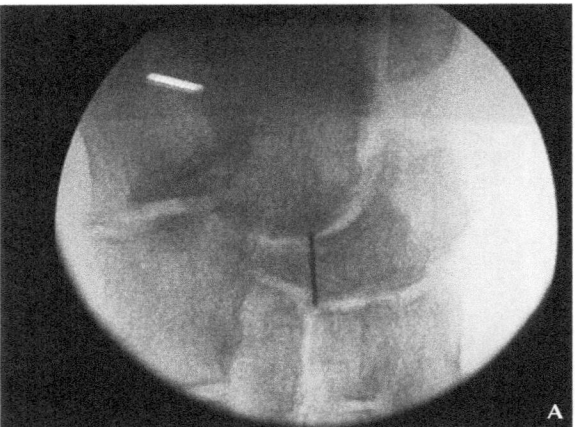

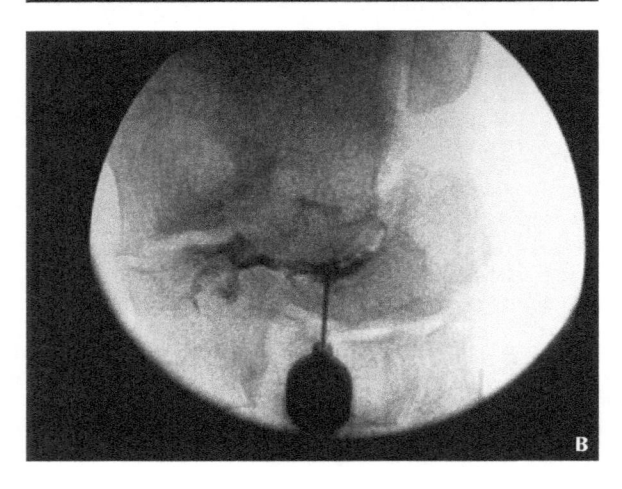

FIGURA 6.3.12
Infiltração de articulação talocalcaneonavicular guiada por radioscopia.

> **TÉCNICA**
>
> - Articulação cuneonavicular: ponto de punção preferencial na interlinha em "T" formada pelo navicular e o 1º e 2º cuneiformes (Fig. 6.3.14 e 6.3.15).
> - Articulação calcaneocubóidea: ponto de punção na parte interna de sua interlinha articular (Figs. 6.3.16 e 6.3.17).
> - Articulação tarsometatarsal interna: ponto de punção em cada uma de suas interlinhas articulares (Figs. 6.3.18 e 6.3.19).
> - Articulação tarsometatarsal externa: ponto de punção na interlinha em "T" formada entre o cuboide e o 4º e 5º metatarsos (Figs. 6.3.20, 6.3.21A, B).

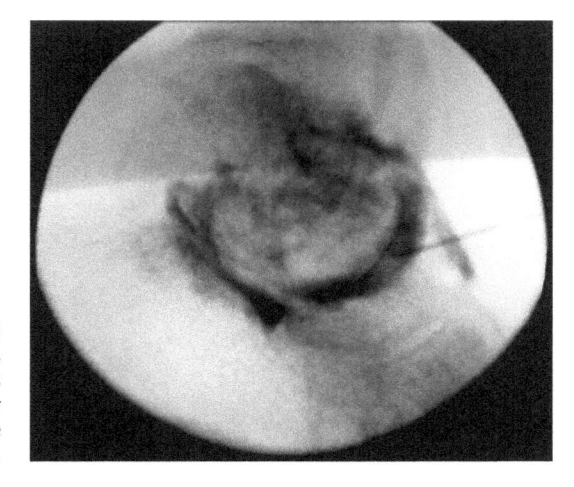

FIGURA 6.3.13
Comunicação das articulações talocalcaneonavicular com a talocalcânea após infiltração de articulação talocalcaneonavicular guiada por radioscopia em paciente com artrite reumatoide.

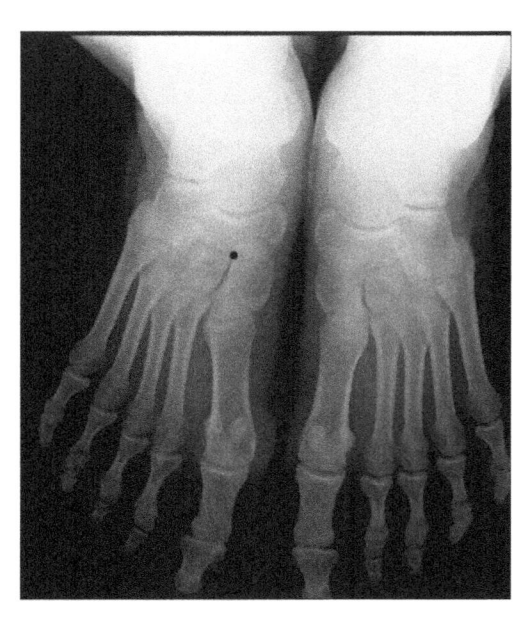

FIGURA 6.3.14
Ponto de punção da articulação cuneonavicular na abordagem por radioscopia.

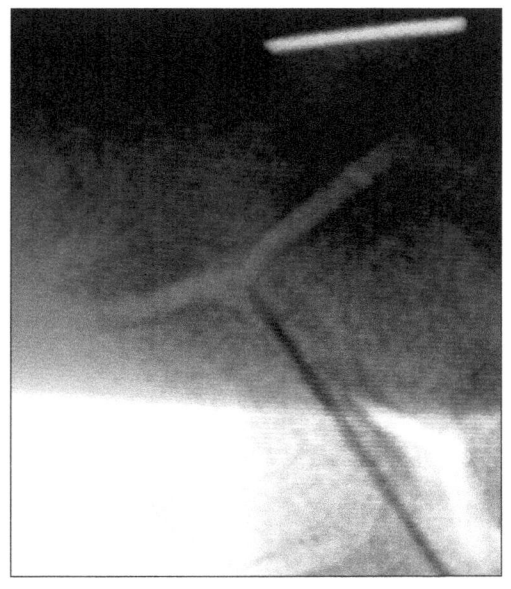

FIGURA 6.3.15
Infiltração da articulação cuneonavicular guiada por radioscopia.

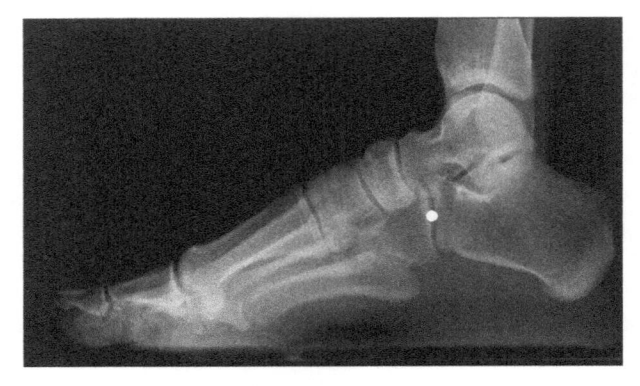

FIGURA 6.3.16
Ponto de punção da articulação calcaneocubóidea na abordagem por radioscopia.

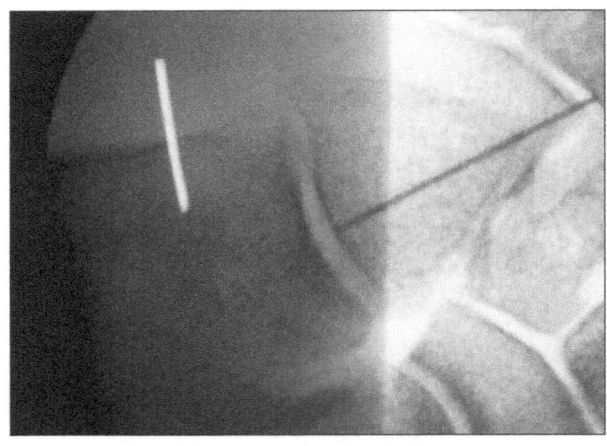

FIGURA 6.3.17
Infiltração da articulação calcaneocubóidea guiada por radioscopia.

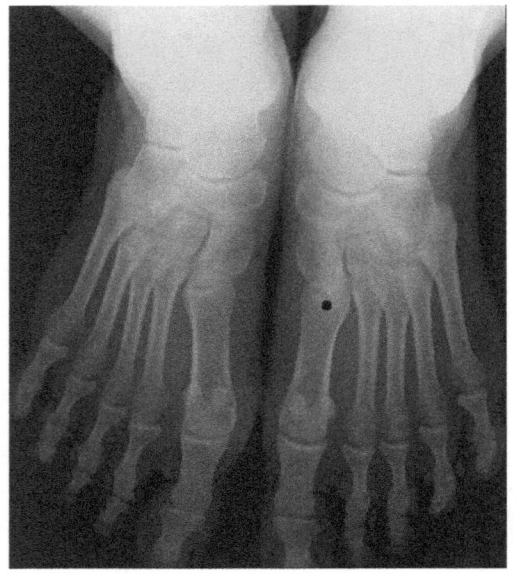

FIGURA 6.3.18
Ponto de punção da articulação tarsometatarsal interna na abordagem por radioscopia.

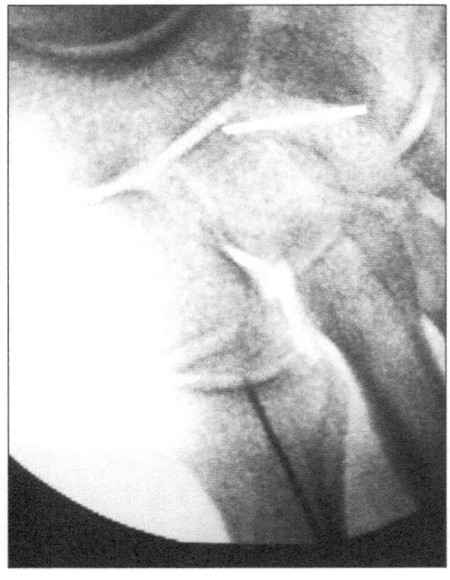

FIGURA 6.3.19
Infiltração da articulação tarsometatarsal interna guiada por radioscopia.

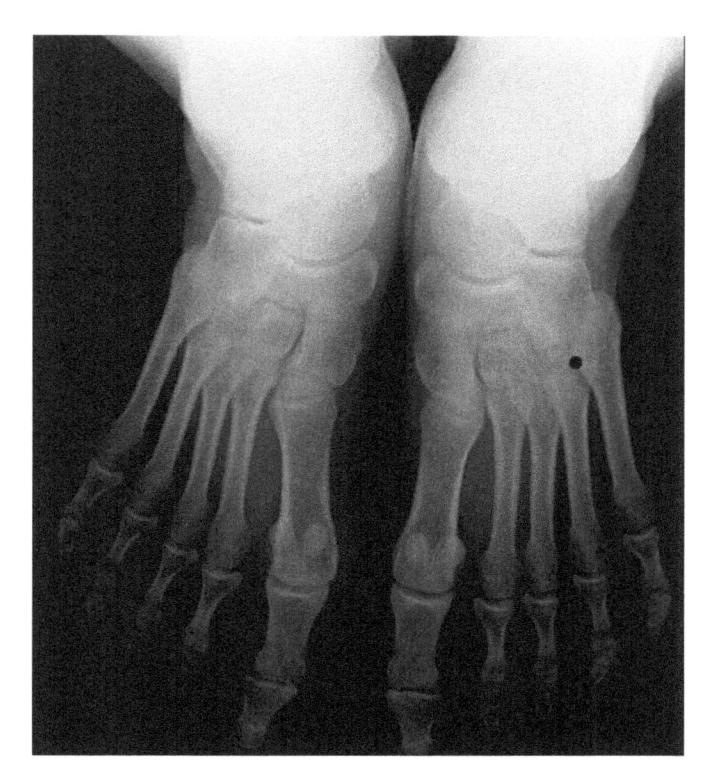

FIGURA 6.3.20
Ponto de punção da articulação tarsometatarsal externa na abordagem por radioscopia.

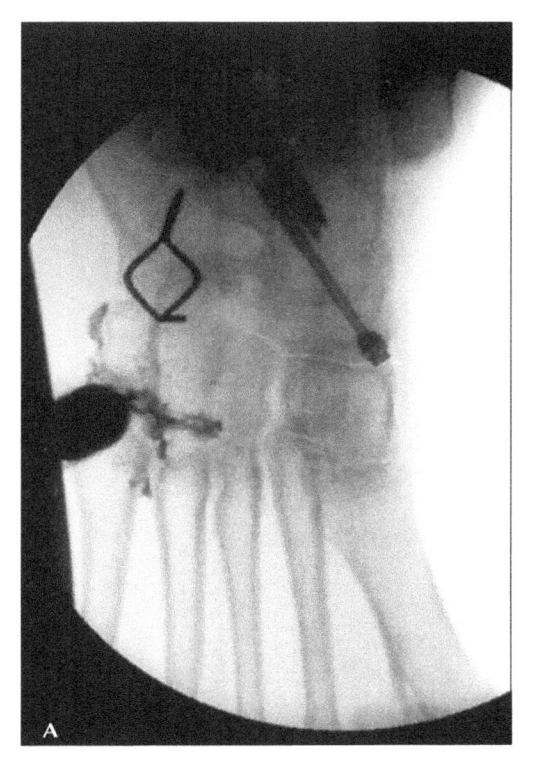

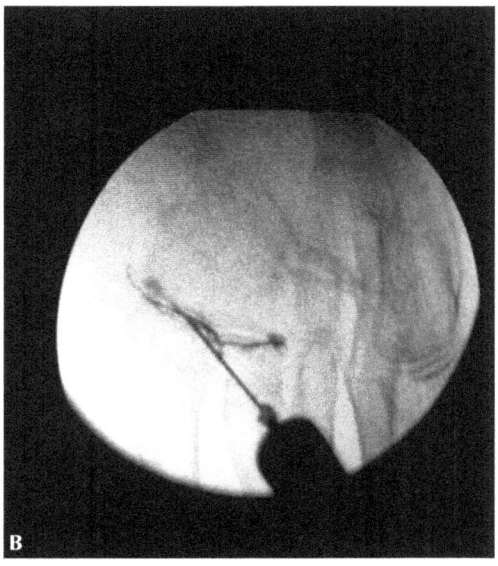

FIGURA 6.3.21
Infiltração de articulação tarsometatarsal externa guiada por radioscopia.

Infiltrações no aparelho locomotor **133**

TÉCNICA
ABORDAGEM POR ULTRASSOM

A abordagem por ultrassom pode ser muito útil, tanto para diagnosticar sinovite subclínica em articulações do médio-pé quanto para guiar infiltrações nessas articulações.

O posicionamento do paciente deve ser em decúbito dorsal com o pé em posição neutra ou com a planta do pé repousando sobre a maca. O transdutor deve ser posicionado no dorso do pé, transversalmente à interlinha da articulação a ser infiltrada. A agulha (40 x 8 mm) deve ser introduzida paralelamente e abaixo da extremidade distal do transdutor na direção de distal para proximal e com inclinação quase horizontal (Fig. 6.3.22A). Ela deve ser dirigida para o recesso articular, não sendo necessária a penetração na interlinha articular. Uma vez atingido o recesso, a medicação deverá ser injetada (Fig. 6.3.22B).

DICAS

Assim como na abordagem do quadril por radioscopia, o posicionamento da agulha para a penetração adequada na interlinha articular pode ser facilitado. A agulha deve ser observada inicialmente deitada sobre a pele (imagem no plano horizontal) com o seu topo atingindo o local ideal de punção, em seguida deve-se verticalizar a agulha.

Na abordagem por ultrassom, deve-se evitar utilizar uma primeira seringa com lidocaína, tanto porque se pode provocar "borramento" da imagem ao injetá-la, quanto porque a troca das seringas pode facilitar a saída da agulha do recess articular.

Lembretes

- Agulha = 30 x 7 mm (abordagem por radioscopia), 40 x 8 mm (abordagem por ultrassom)
- Volume = 1,5 mL de HT (30 mg)
- Direção = no sentido de cada interlinha articular

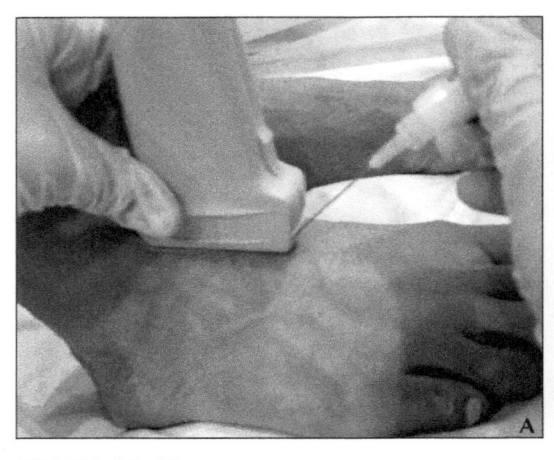

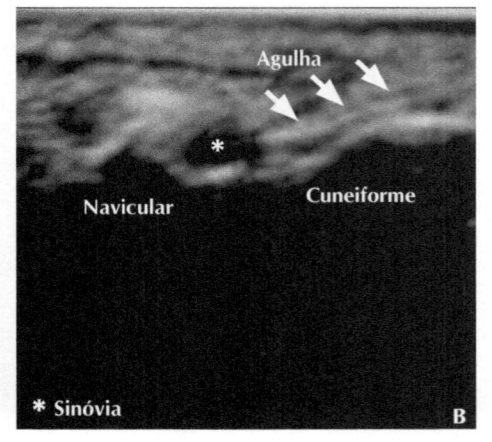

FIGURA 6.3.22
Infiltração da articulação do médio-pé guiada por ultrassom.

Articulações metatarsofalângicas

As articulações metatarsofalângicas são de mais difícil acesso que as metacarpofalângicas, sendo, portanto, mais seguramente infiltradas com auxílio de radioscopia. No entanto, a primeira metatarsofalângica, pelo seu maior porte e superficialidade, pode facilmente ser abordada às cegas.

TÉCNICA
ABORDAGEM ÀS CEGAS

Deve-se utilizar agulha de insulina ou outra de pequeno calibre, dependendo do porte da articulação, podendo ser introduzido no ambiente intra-articular um volume de HT de 1 mL. A utilização de lidocaína em seringa separada habitualmente não é muito útil. A utilização de seringa de rosca contendo o corticosteroide é muito importante.

O paciente deve estar em decúbito dorsal com o pé em posição neutra. Deve-se realizar tração distal do pododáctilo em questão para facilitar a identificação da interlinha articular visualmente ou pelo tato (Figs. 6.3.23A, B; 6.3.24A, B). O ponto de entrada da agulha deve ser nessa interlinha, obliquamente à pele (quase horizontalmente a ela) e medialmente ao complexo extensor na tentativa de passar sob este (Fig. 6.3.24C, D). Não deve existir contato ósseo em uma infiltração às cegas de uma articulação metatarsofalângica. Em caso de contato ósseo, a agulha deve ser direcionada no sentido anterior ou dorsal da articulação.

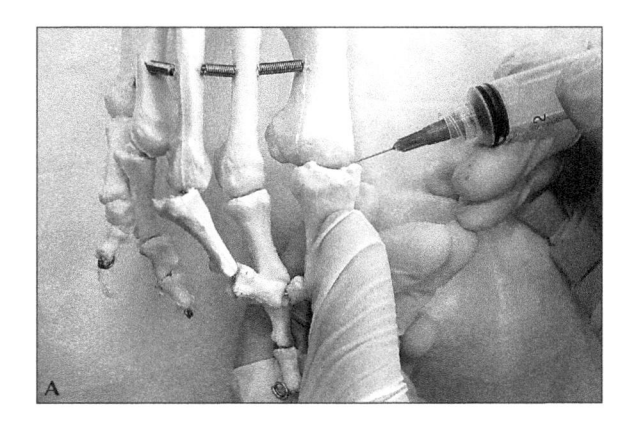

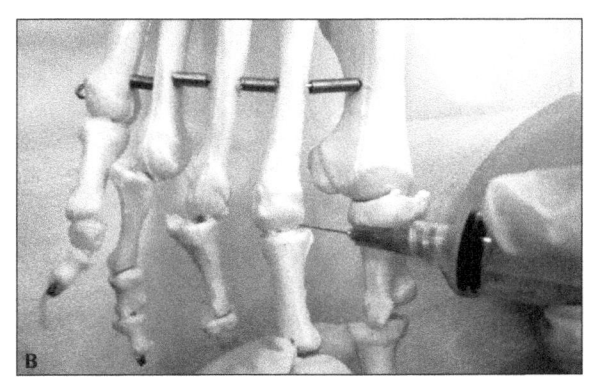

FIGURA 6.3.23
Infiltração das articulações metatarsofalângicas às cegas.

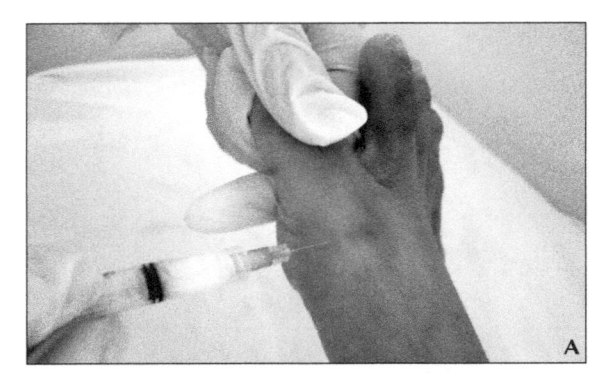

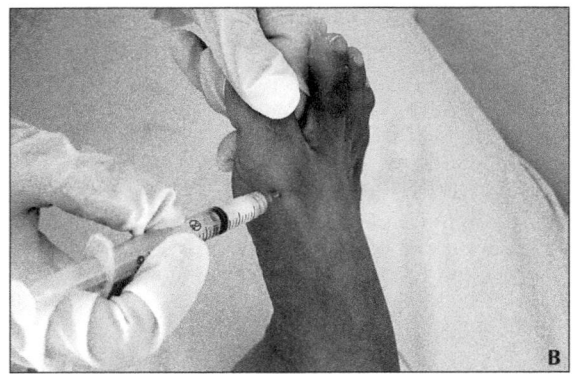

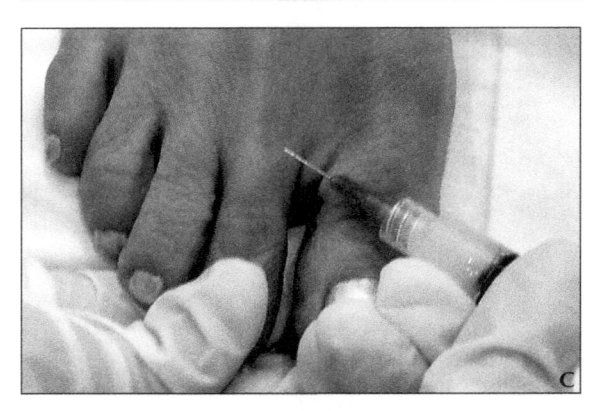

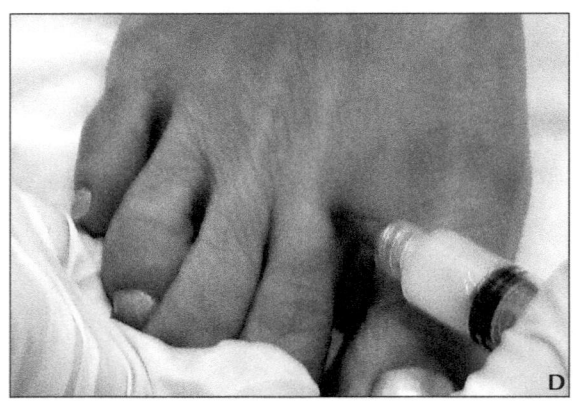

FIGURA 6.3.24
Infiltração das articulações metatarsofalângicas às cegas.

TÉCNICA

ABORDAGEM POR RADIOSCOPIA

Os recessos capsulares dessas articulações, assim como nas metacarpofalângicas, se localizam anteriormente à cabeça dos metatarsos, e são essas estruturas que devem ser puncionadas em uma abordagem por radioscopia. Assim como nas metacarpofalângicas, não é necessário penetrar, portanto, na interlinha articular. O ponto de entrada da agulha deve ser anterior, visando ao contato ósseo com o terço distal da cabeça do metatarso, imediatamente acima da interlinha articular (Fig. 6.3.25). Deve-se ter cuidado para não transpassar o complexo extensor. Ao contato ósseo, infundir o contraste. A imagem esperada em uma infiltração guiada por radioscopia bem-sucedida é a de um anel em volta da cabeça do metatarso em questão (Fig. 6.3.26A, B).

Essa abordagem, por vezes, é difícil de ser realizada devido ao pequeno porte e à superficialidade da articulação. Essas características fazem desse procedimento uma intervenção um tanto dolorosa.

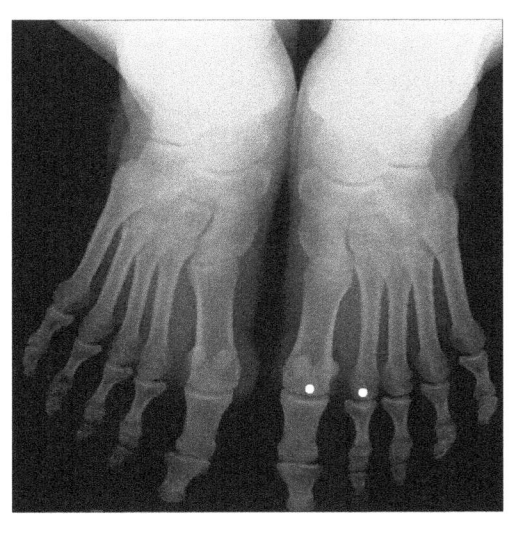

FIGURA 6.3.25
Pontos de punção das articulações metatarsofalângicas na abordagem por radioscopia.

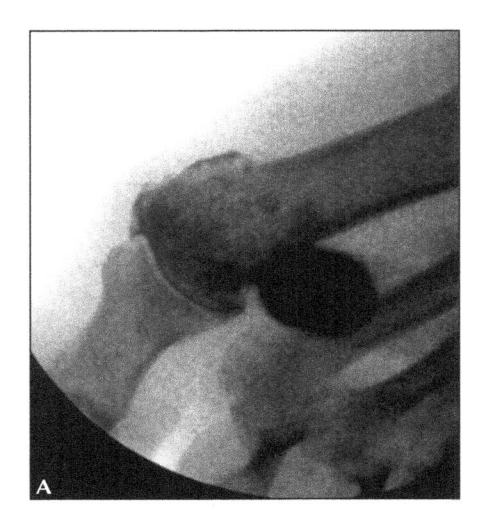

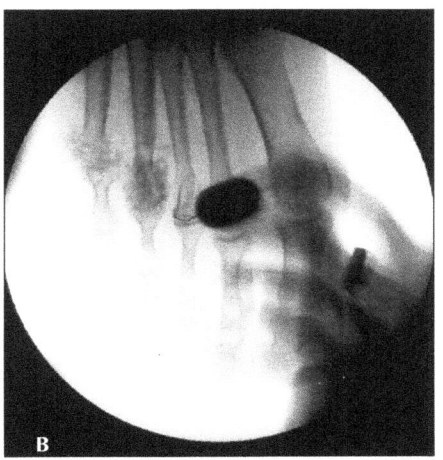

FIGURA 6.3.26
Infiltração das articulações metatarsofalângicas guiada por radioscopia.

TÉCNICA

ABORDAGEM POR ULTRASSOM

O posicionamento da articulação é o mesmo que para abordagem às cegas. No entanto, a agulha a ser utilizada é a de 25 x 8 mm (mais ecogênica). O transdutor deve ser posicionado transversalmente à interlinha articular, na sua face dorsal (onde se encontra o maior recesso articular). A agulha deve penetrar pela extremidade distal do transdutor (para evitar osteófito frequente na cabeça do 1º metatarso) com uma inclinação de 45º paralelamente e abaixo deste até atingir o recesso articular (Fig. 6.3.27A, B). Uma vez dentro do recesso, a medicação deve ser injetada. Se possível, evitar o uso prévio de lidocaína para facilitar a *performance* na hora de trocar de seringa e para não diminuir o espaço intra-articular. Deve-se ter o cuidado de fugir do complexo extensor do pododáctilo e de se utilizar bastante gel abaixo do transdutor para melhorar a visualização do recesso articular.

Lembretes

- Agulha = insulina (abordagem às cegas e por radioscopia) e 25 x 8 mm (abordagem por ultrassom)
- Volume = 0,5 a 1 mL de HT (10 a 20 mg)
- Direção = perpendicular ao maior eixo do pododáctilo (abordagem às cegas), anteroposterior (abordagem por radioscopia), distal-proximal (abordagem por ultrassom)

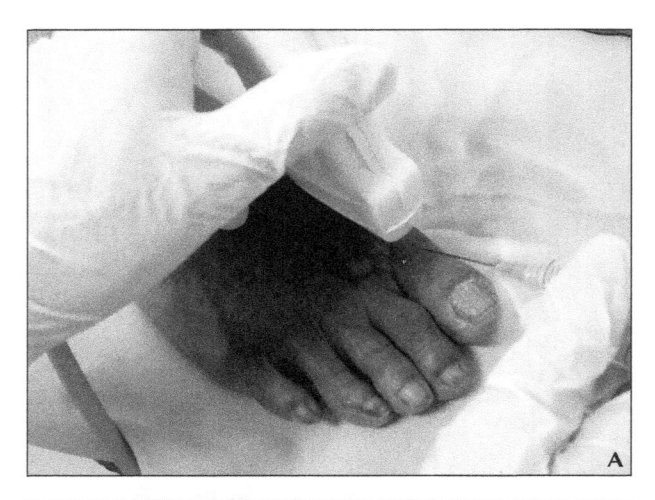

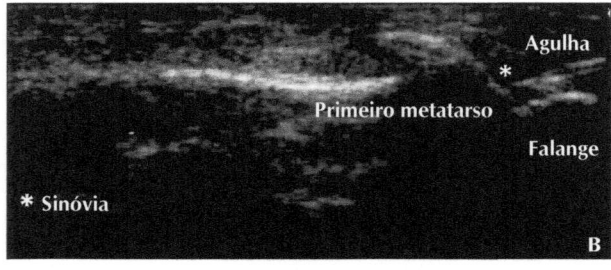

FIGURA 6.3.27
Infiltração da articulação metatarsofalângica guiada por ultrassom.

Articulações interfalângicas

As articulações interfalângicas dos pododáctilos são de mais difícil acesso que as metatarsofalângicas e do que as interfalângicas dos quirodáctilos, portanto, mais seguramente infiltradas com auxílio de radioscopia.

TÉCNICA

ABORDAGEM ÀS CEGAS

O paciente deve estar em decúbito dorsal com o pé em posição neutra. Deve-se utilizar agulha de insulina, podendo ser introduzido no ambiente intra-articular um volume de HT de 0,3 a 0,5 mL. A utilização de lidocaína em seringa separada habitualmente não é muito útil. A utilização de seringa de rosca é fundamental.

No pé, a palpação da interlinha articular da interfalângica também é difícil. Ela habitualmente se encontra abaixo das pregas cutâneas da superfície extensora dos pododáctilos e uma tração distal pode auxiliar a evidenciá-la.

O ponto de entrada da agulha deve ser nessa interlinha, obliquamente à pele (quase horizontalmente a ela) e medialmente ao complexo extensor na tentativa de passar sob este (Fig. 6.3.28A, B, C). Em casos de contato ósseo em uma infiltração às cegas de uma articulação interfalângica, a agulha deve ser direcionada no sentido anterior, ou seja, no sentido da superfície extensora dessa articulação.

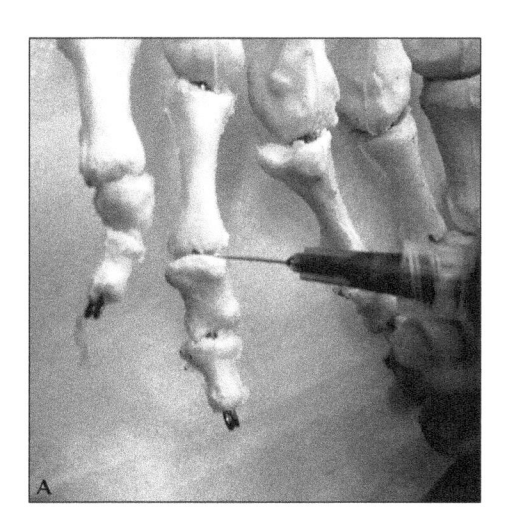

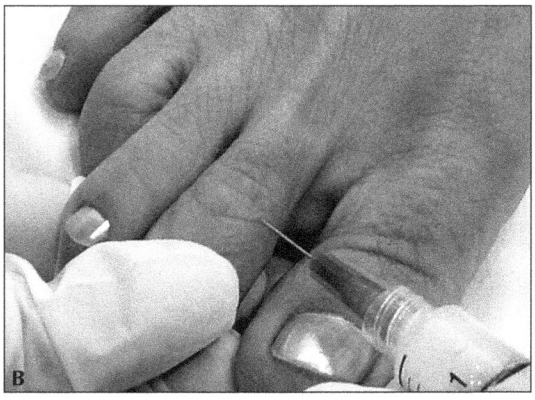

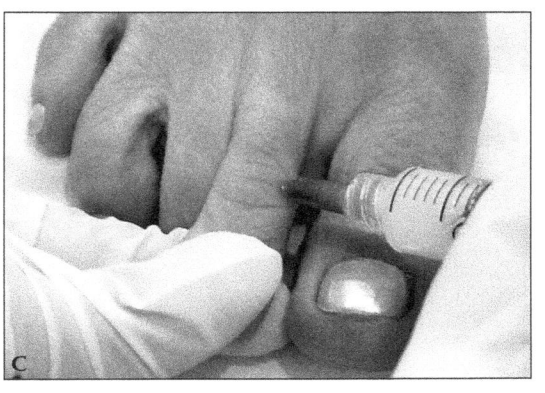

FIGURA 6.3.28
Infiltração da articulação interfalângica dos pododáctilos às cegas.

Infiltrações no aparelho locomotor **139**

TÉCNICA

ABORDAGEM POR RADIOSCOPIA

Novamente, os recessos capsulares dessas articulações, assim como nas metatarsofalângicas, se localizam anteriormente, e são essas estruturas que devem ser puncionadas em uma abordagem por radioscopia. Assim como nas metatarsofalângicas, não é necessário penetrar, portanto, na interlinha articular da interfalângica. O ponto de entrada da agulha deve ser anterior, visando ao contato ósseo com o ponto mais distal da falange proximal (no caso da articulação interfalângica proximal) ou da falange média (no caso da interfalângica distal), imediatamente acima da interlinha articular (Fig. 6.3.29). Deve-se ter cuidado para não transpassar o complexo extensor. Ao contato ósseo, infundir pequeníssima quantidade de contraste. A imagem esperada em uma infiltração guiada por radioscopia bem-sucedida é a de um anel em volta do terço distal da falange puncionada (Fig. 6.3.30).

Lembretes

- Agulha = insulina
- Volume = 0,3 a 0,5 mL de HT (6 a 10 mg)
- Direção = perpendicular ao maior eixo do pododáctilo (abordagem às cegas), anteroposterior (abordagem por radioscopia)

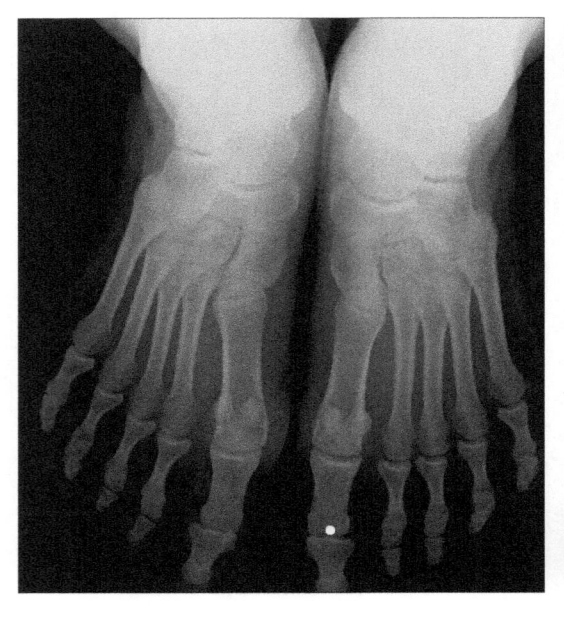

FIGURA 6.3.29
Ponto de punção da articulação interfalângica do pododáctilo na abordagem por radioscopia.

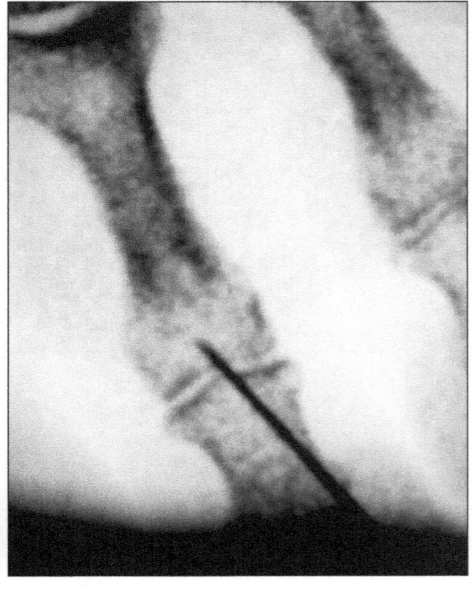

FIGURA 6.3.30
Infiltração da articulação interfalângica do pododáctilo guiada por radioscopia.

INFILTRAÇÕES PERIARTICULARES

Infiltração peritendínea do calcâneo (tendão de Aquiles)

A entesite do tendão do calcâneo pode ser um achado frequente na clínica diária, seja em enfermidades inflamatórias crônicas (como nas artropatias soronegativas), seja em enfermidades puramente mecânicas. Muitas vezes, refratária à medicação sistêmica, pode apresentar uma boa resposta à infiltração com corticosteroide.

TÉCNICA
ABORDAGEM ÀS CEGAS

Para essa infiltração, o paciente deve estar em decúbito ventral e ser posicionado de forma que seus pés fiquem pendentes (fora da maca) em uma posição neutra.

Deve ser utilizada uma agulha de 25 x 7 mm. O ponto de entrada da agulha deve ser aquele correspondente ao local de maior dor e/ou edema do tendão. A intenção aqui não é infiltrar o tendão, mas sim introduzir a medicação no ambiente peritendíneo mais íntimo. A agulha deve penetrar no sentido distal para proximal, obliquamente à pele, geralmente na porção mediana do terço distal do tendão até o encontro com ele (Fig. 6.3.31A, B). Nesse momento, a introdução da medicação encontrará forte resistência. Deve-se, então, retirar a agulha milimetricamente ao mesmo tempo em que se tenta infundir a medicação até que a resistência desapareça subitamente. Provavelmente, a agulha estará na bainha do tendão. Ela deve ser direcionada para a porção medial e lateral do tendão, sempre introduzindo medicação. Como se trata de estrutura tensa e muito superficial, a infiltração peritendínea do calcâneo costuma apresentar maior resistência, ser dolorosa e, ao final, promover uma visualização bastante superficial do líquido infiltrado.

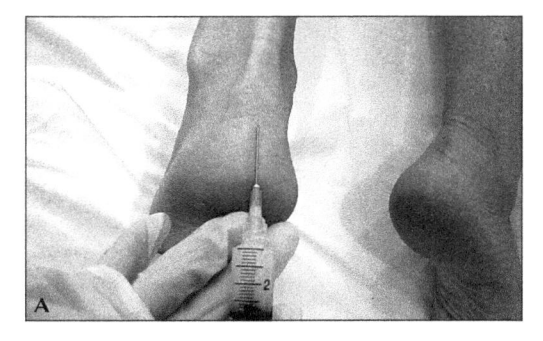

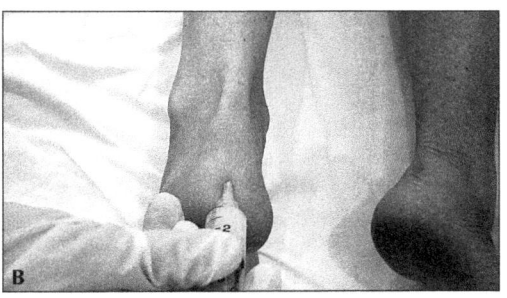

FIGURA 6.3.31
Infiltração do tendão do calcâneo às cegas.

TÉCNICA
ABORDAGEM POR ULTRASSOM

Essa é uma abordagem que tem a vantagem de evitar a penetração indevida da agulha no interior do tendão do calcâneo, o que resultaria em risco de rompê-lo. Nessa abordagem, a agulha deve penetrar na pele transversalmente ao tendão (ao contrário da abordagem às cegas) para facilitar a visualização dela pelo ultrassom e melhorar o desempenho do médico intervencionista.

O paciente deve adotar a mesma posição para a abordagem às cegas. O transdutor deve estar posicionado transversalmente ao tendão do calcâneo no seu local de maior espessamento peritendíneo. A agulha (25 x 7 mm) deverá penetrar paralelamente e 1 cm abaixo de uma das extremidades do transdutor (dependendo da dominância e da habilidade do médico) (Fig. 6.3.32A). Ela deve ser direcionada à região peritendínea inflamada sem, contudo, penetrar nas fibras do tendão. Uma vez nessa posição, a solução de corticosteroide e lidocaína deverá ser injetada (Fig. 6.3.32B). Pode ser necessário infiltrar os dois lados do tendão.

Lembretes

- Agulha = 25 x 7 mm
- Volume = 1 mL de corticosteroide + 2 mL de lidocaína
- Direção = de distal para proximal (abordagem às cegas), lateromedial ou mediolateral (abordagem por ultrassom)

Infiltração da bolsa tendínea calcânea

A bursite tendínea calcânea é entidade muitas vezes refratária à medicação oral que pode ter sua sintomatologia confundida com entesite do tendão calcâneo ou com comprometimento da articulação talocalcânea. A bolsa localiza-se entre o tendão do calcâneo (anteriormente a ele) e a tíbia, intimamente próxima ao primeiro.

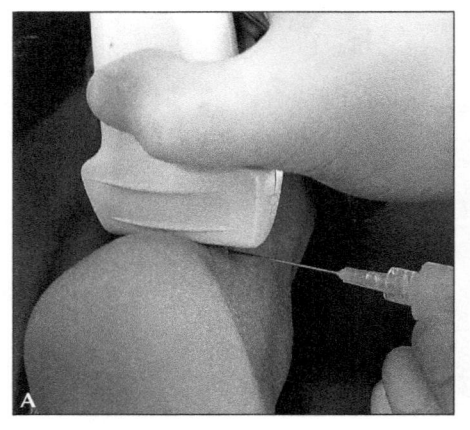

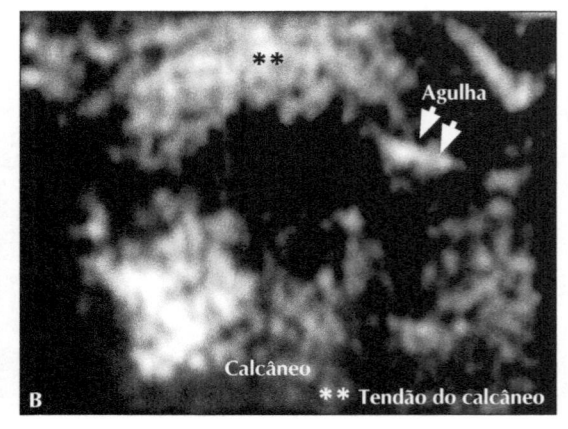

FIGURA 6.3.32
Infiltração do tendão do calcâneo guiada por ultrassom.

TÉCNICA

ABORDAGEM ÀS CEGAS

Essa é uma abordagem não muito recomendada pelo risco de provocar lesão no tendão do calcâneo. O posicionamento é o mesmo que para as infiltrações do tendão do calcâneo, e a agulha (30 x 7 mm) deverá penetrar na pele transversalmente ao tendão no sentido lateromedial ou mediolateral (dependendo da dominância e da habilidade do médico), a 1,5 cm de profundidade, imediatamente proximal à inserção do tendão (Fig. 6.3.33A); ou seja, o médico deve segurar o tendão do calcâneo com uma mão e penetrar com a agulha profundamente na intenção de atingir a face anterior do tendão (onde se encontra a bolsa), sem, contudo, perfurá-lo. Uma vez nessa posição, a solução de lidocaína + corticosteroide deverá ser injetada (Fig. 6.3.33B). Ao menor sinal de resistência à infusão da solução (infusão intratendínea), a agulha deverá ser reposicionada no sentido anterior ao tendão.

ABORDAGEM POR ULTRASSOM

Para essa abordagem, deve-se utilizar agulha, posicionamento e técnica exatamente iguais aos da abordagem por ultrassom utilizada para infiltração do tendão do calcâneo (Fig. 6.3.34A). A única diferença aqui é que a profundidade de penetração da agulha é maior (1,5 cm), e o seu direcionamento deve ser para a bolsa tendínea calcânea que se encontra anteriormente ao tendão calcâneo (Fig. 6.3.34B). Estando no ambiente intrabolsa, a solução de lidocaína + corticosteroide pode ser injetada.

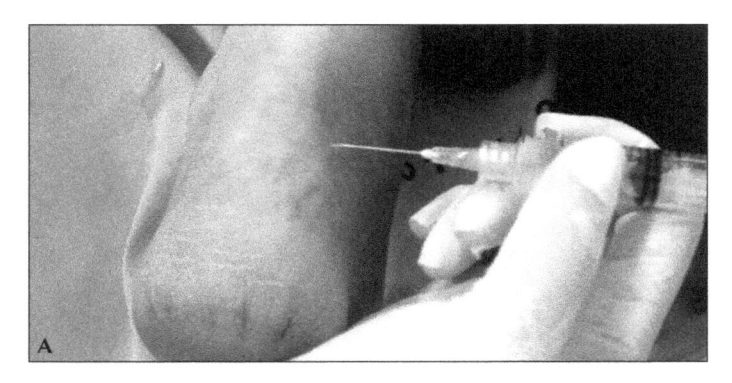

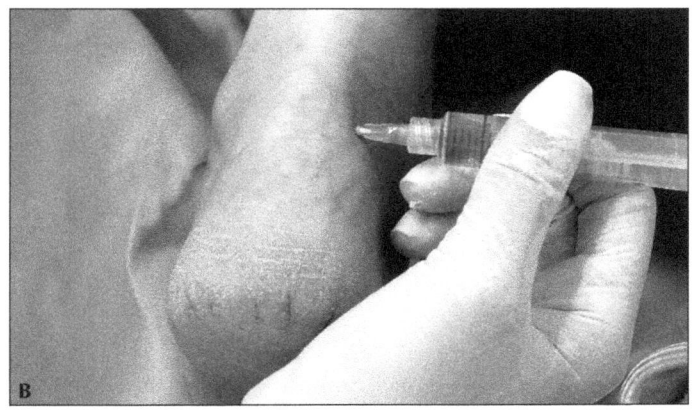

FIGURA 6.3.33
Infiltração da bolsa tendínea calcânea às cegas.

Lembretes

- Agulha = 30 x 7 mm (abordagem às cegas), 25 x 7 mm (abordagem por ultrassom)
- Volume = 1 mL de corticosteroide + 1 mL de lidocaína
- Direção = lateromedial ou mediolateral

Infiltração peritendínea tibial posterior

Esse tendão é, muitas vezes, sede de inflamação em pacientes com síndromes reumatoides, estando o seu acometimento implicado na fisiopatologia do pé plano valgo desses pacientes. A infiltração de corticosteroide pode agregar melhora desse acometimento, principalmente em casos refratários.

TÉCNICA

ABORDAGEM ÀS CEGAS

O paciente deve estar em decúbito lateral coincidente com o lado acometido, com o membro inferior contralateral flexionado de modo que a face medial do pé aco-

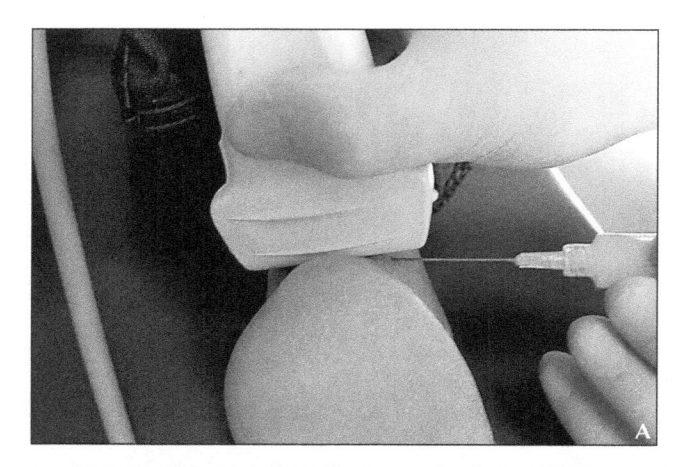

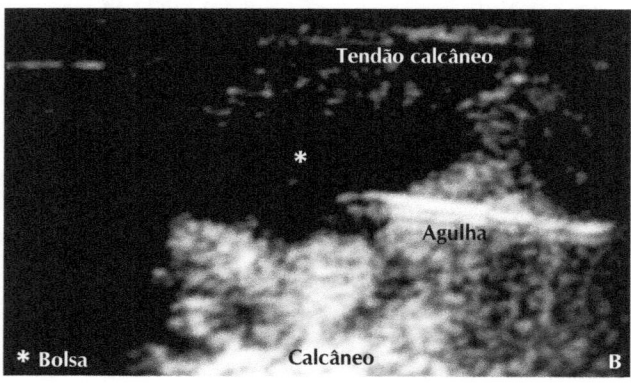

FIGURA 6.3.34
Infiltração da bolsa tendínea calcânea guiada por ultrassom.

TÉCNICA

metido fique exposta. Para individualização do tendão, deve-se promover a inversão do pé, principal função do músculo tibial posterior. É possível perceber, então, a íntima relação entre ele e a face posteroinferior do maléolo medial. É geralmente nessa região que a agulha deve penetrar.

Deve ser utilizada uma agulha de 25 x 7 mm. A intenção, mais uma vez, não é infiltrar o tendão, mas sim introduzir a medicação entre ele e sua bainha. A agulha deve penetrar no sentido distal-proximal, obliquamente à pele, até o encontro com o tendão (Fig. 6.3.35A, B). Nesse momento, a introdução da medicação poderá encontrar resistência. Deve-se, então, retirar a agulha milimetricamente ao mesmo tempo em que se tenta infundir a medicação, até que a resistência desapareça subitamente e a medicação possa ser totalmente infundida.

ABORDAGEM POR ULTRASSOM

Na abordagem por ultrassom, o paciente deve estar na mesma posição adotada para a infiltração às cegas. O transdutor deverá ser posicionado transversalmente ao tendão, geralmente na região inframaleolar medial ou entre o maléolo medial e o tendão do calcâneo. A agulha (25 x 7 mm) pode penetrar na extremidade medial ou lateral do transdutor (de acordo com a dominância do médico), paralelamente e abaixo dele (Fig. 6.3.36A). Deverá ser direcionada até penetrar a bainha sinovial do tendão (habitualmente distendida e hipoecogênica em casos de tenossinovite), sem, contudo, ser introduzida no ambiente intratendíneo (Fig. 6.3.36B). Uma vez localizada a agulha entre a bainha e o tendão, a solução de lidocaína + corticosteroide pode ser injetada.

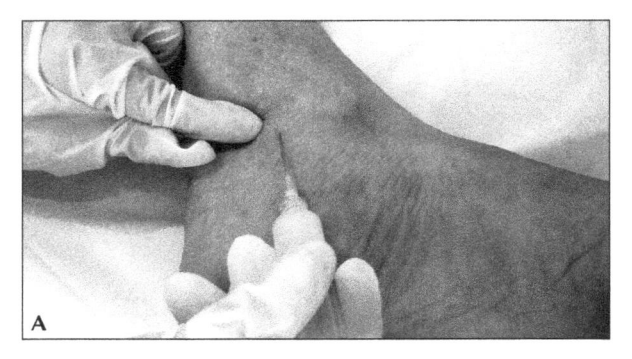

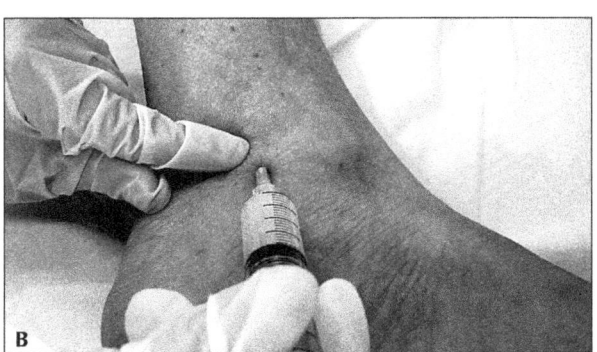

FIGURA 6.3.35
Infiltração do tendão tibial posterior às cegas.

Lembretes

- Agulha = 25 x 7 mm
- Volume = 1 mL de corticosteroide + 1 mL de lidocaína
- Direção = mediolateral ou lateromedial

Infiltração peritendões fibulares

Esses tendões (fibular curto e longo) estão habitualmente dispostos em íntima relação anatômica e são responsáveis pela eversão do pé, podendo ser sede de inflamação, embora bem menos frequentemente que o tendão tibial posterior. Novamente a infiltração de corticosteroide pode agregar melhora da tenossinovite desses tendões, principalmente em casos refratários.

TÉCNICA

ABORDAGEM ÀS CEGAS

O paciente deve estar em decúbito lateral contralateral ao lado acometido, de modo que a face lateral do pé acometido fique exposta. Para individualização dos

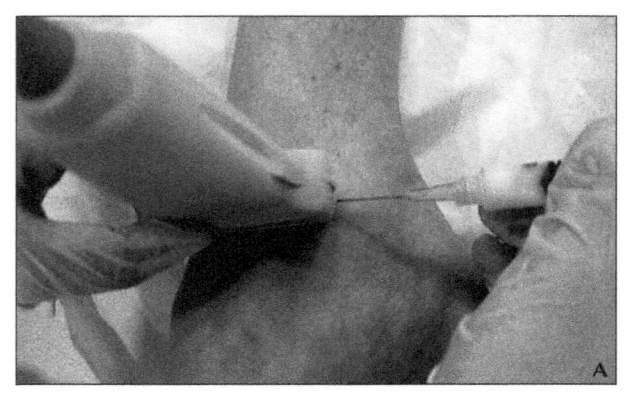

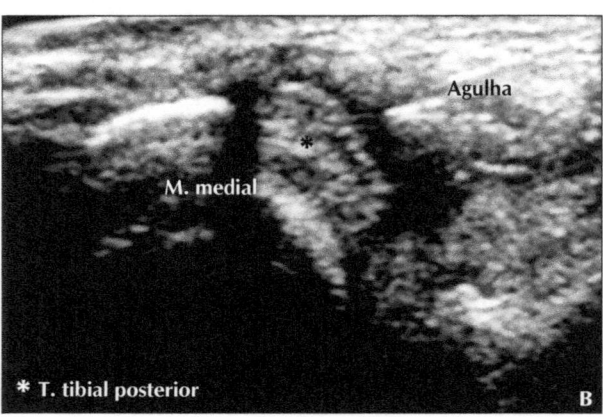

FIGURA 6.3.36
Infiltração do tendão tibial posterior guiada por ultrassom.

TÉCNICA

tendões, deve-se promover a eversão do pé. É possível perceber facilmente (exceto em casos de edema de membro inferior ou obesidade) a íntima relação entre eles e a face posteroinferior do maléolo lateral. É habitualmente nessa região que a agulha deve penetrar.

Deve ser utilizada uma agulha de 25 x 7 mm. Novamente a intenção é atingir o espaço entre a bainha e o tendão. A agulha deve penetrar próximo à face posteroinferior do maléolo lateral no sentido de distal para proximal, obliquamente à pele, ou no sentido posteroanterior até o encontro com os tendões (Fig. 6.3.37A, B). Mais uma vez, a introdução da medicação deverá encontrar alguma resistência. Deve-se, então, retirar a agulha milimetricamente ao mesmo tempo em que se tenta infundir a medicação até que a resistência desapareça subitamente e a medicação possa ser totalmente infundida.

ABORDAGEM POR ULTRASSOM

O posicionamento adotado pelo paciente para essa abordagem é o mesmo da abordagem às cegas. O transdutor deverá ser posicionado transversalmente aos tendões, habitualmente na região entre o maléolo lateral e o tendão do calcâneo. A agulha (25 x 7 mm) deverá penetrar em uma das extremidades do transdutor paralelamente e abaixo dele, com uma angulação de 45° no sentido posteroanterior

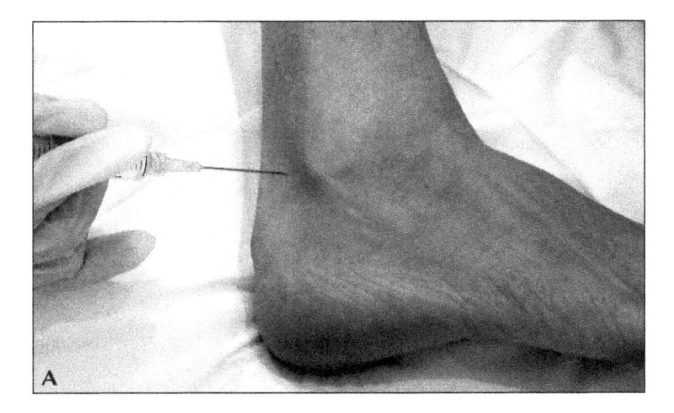

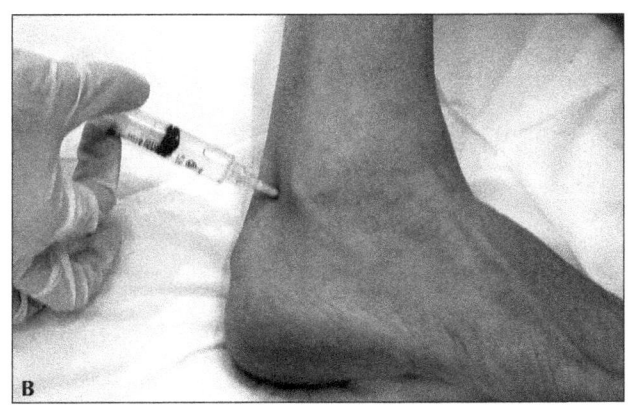

FIGURA 6.3.37
Infiltração dos tendões fibulares às cegas.

> **TÉCNICA**
>
> ou anteroposterior (Fig. 6.3.38A). A agulha deverá ser direcionada até penetrar a bainha sinovial distendida dos tendões sem, contudo, ser introduzida no ambiente intratendíneo (Fig. 6.3.38B). Uma vez localizada entre a bainha e o tendão, a solução de lidocaína + corticosteroide pode ser injetada.

Lembretes

- Agulha = 25 x 7 mm
- Volume = 1 mL de corticosteroide + 1 mL de lidocaína
- Direção = posteroanterior (abordagem às cegas), posteroanterior ou anteroposterior (abordagem por ultrassom)

Infiltração do túnel do tarso

O túnel do tarso é delimitado superficialmente pelo retináculo dos músculos flexores do pé, que se estende do maléolo medial à face medial do calcâneo. Encontra-se localizado posteriormente ao maléolo medial, com o seu assoalho formado pela superfície talar medial e pela parede medial do calcâneo. Em seus compartimentos, encontram-se dispostos, de cima para baixo, o tendão do tibial posterior, do flexor longo dos dedos, os vasos tibiais posteriores e o nervo tibial e o tendão do flexor longo do hálux. Pacientes com síndrome do túnel do tarso podem se beneficiar de infiltrações locais de corticosteroide em casos refratários.

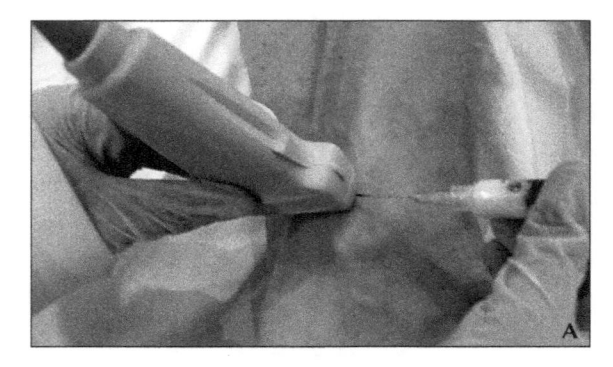

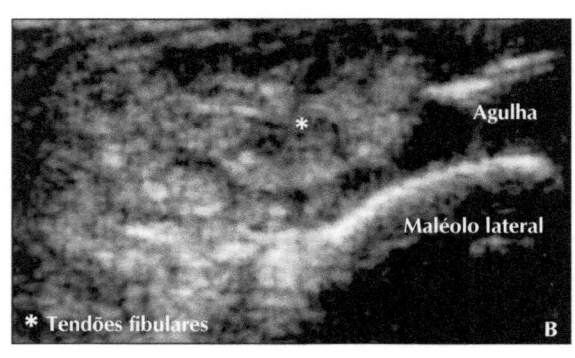

FIGURA 6.3.38
Infiltração dos tendões fibulares guiada por ultrassom.

TÉCNICA
ABORDAGEM ÀS CEGAS

A técnica para realizar esse procedimento é muito parecida com a infiltração peritendão tibial posterior, com o mesmo posicionamento do paciente. O cuidado é decorrente da íntima relação com o nervo tibial e a artéria tibial posterior. Após a individualização do tendão tibial posterior (promovendo-se a inversão do pé), deverá ser marcado o ponto de entrada da agulha sobre linha imaginária correspondente à disposição do retináculo dos flexores a mais ou menos 1,5 cm do tendão do tibial posterior (Fig. 6.3.39A).

Deve ser utilizada uma agulha de 25 x 7 mm. A intenção não é infiltrar o nervo tibial, mas sim introduzir a medicação nas áreas próximas a ele. A agulha deve penetrar no sentido mediolateral perpendicularmente à pele, até o encontro com o periósteo (Fig. 6.3.39B). Deve-se, então, retirar a agulha alguns milímetros, realizar aspiração e, somente após aspiração negativa, introduzir a solução. Em casos de aspiração de sangue arterial ou venoso, ou de parestesia, a agulha deve ser reposicionada antes da introdução da medicação.

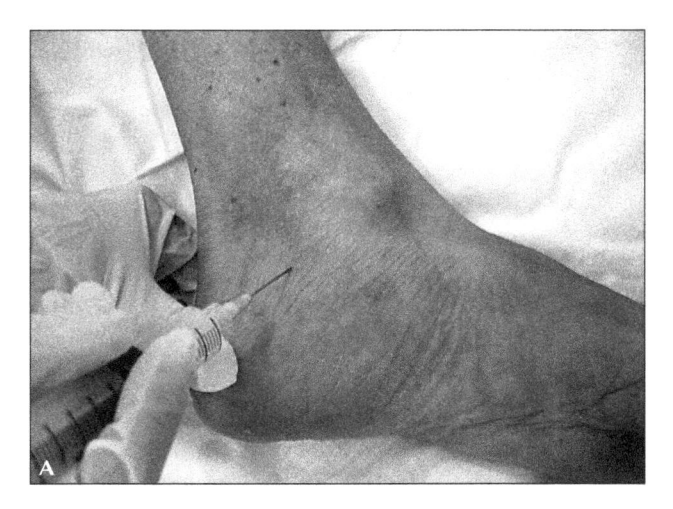

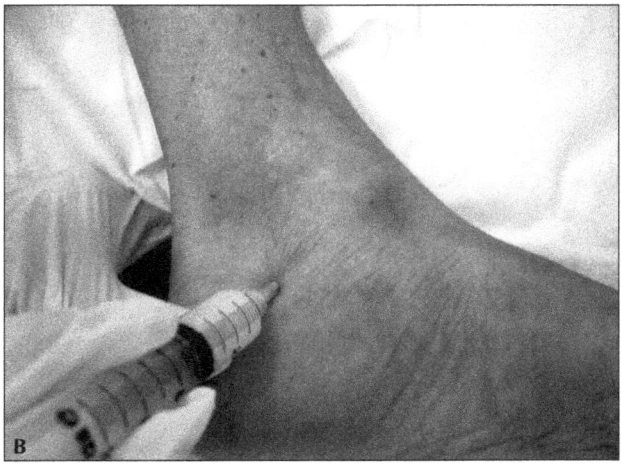

FIGURA 6.3.39
Infiltração do túnel do tarso às cegas.

TÉCNICA
ABORDAGEM POR ULTRASSOM

Essa abordagem é exatamente a mesma utilizada para a infiltração do tendão do músculo tibial posterior guiada por ultrassom. Isso se deve ao fato de esse tendão fazer parte dos componentes do túnel do tarso.

Lembretes

- Agulha = 25 x 7 mm
- Volume = 1 mL de corticosteroide + 1 mL de lidocaína
- Direção = mediolateral, de distal para proximal

Infiltração da inserção da fáscia plantar

Os eventos que acometem a inserção da fáscia plantar, como a fasciíte plantar e o esporão de calcâneo, podem causar dor intensa, disfunção em alguns pacientes e tornar-se crônicos se não adequadamente tratados. A infiltração da inserção dessa fáscia é geralmente dolorosa se realizada pela face plantar do pé. No entanto, quando realizada pela face medial ou posterior do calcâneo, é melhor suportada.

TÉCNICA
ABORDAGEM ÀS CEGAS

O paciente deve estar em decúbito ventral e ser posicionado de forma que os seus pés fiquem pendentes (fora da maca) em uma posição neutra. Deve ser utilizada uma agulha de 40 x 8 ou 30 x 7 mm.

Via plantar

O ponto de entrada da agulha deve ser aquele correspondente ao local de maior dor à palpação na face plantar do calcanhar (Fig. 6.3.40A, B). A agulha deve penetrar perpendicularmente à pele, no sentido distal-proximal, até o encontro com o periósteo (Fig. 6.3.40C). Nesse momento, devem ser iniciados movimentos em leque, infundindo-se pouco a pouco a medicação a cada novo toque da agulha no calcâneo.

Variações menos dolorosas dessa técnica são as abordagens medial ou posterior.

Via medial

Nessa abordagem, a agulha, que pode ser mais longa (40 x 8 mm), deve penetrar na face medial do calcâneo na linha que delimita o término da pele mais queratinizada da planta na direção mediolateral (Fig. 6.3.41A, B). A inclinação da agulha deve ser tal que encontre a superfície do calcâneo correspondente ao ponto de maior dor à palpação (Fig. 6.3.41C). Novamente devem ser realizados, na infiltração, movimentos tipo leque.

Via posterior

A agulha penetra na face posterior mediana do calcâneo, mais uma vez, na transição entre a pele menos e a mais queratinizada, na direção posteroanterior (Fig. 6.3.42A, B). A agulha deve encontrar a superfície óssea do calcâneo no local correspondente ao ponto de maior dor à palpação e iniciar os movimentos de infiltra-

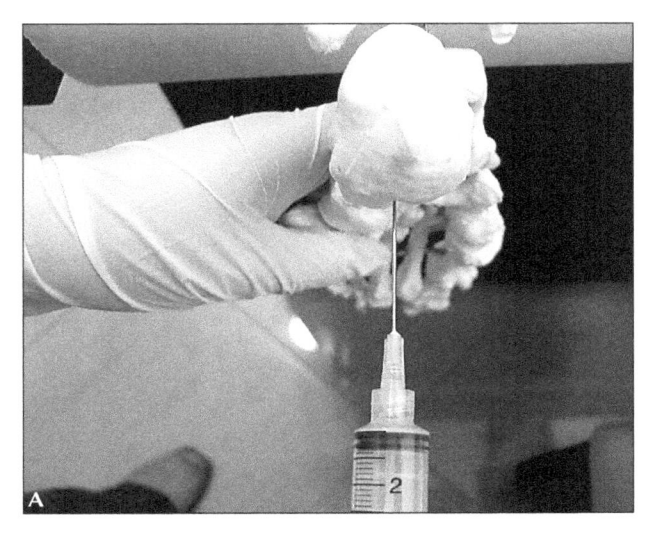

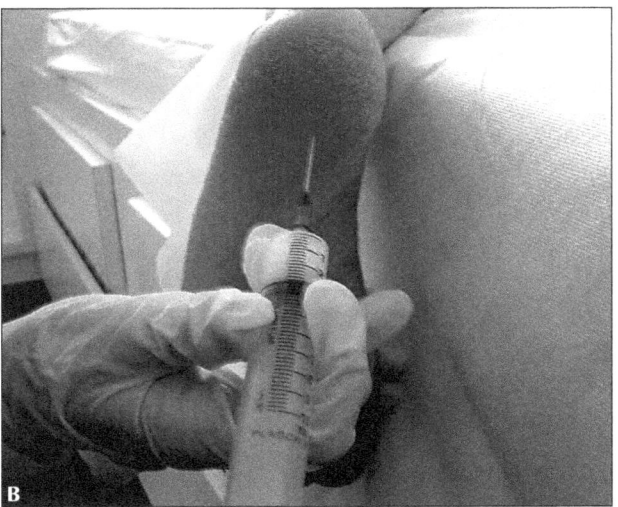

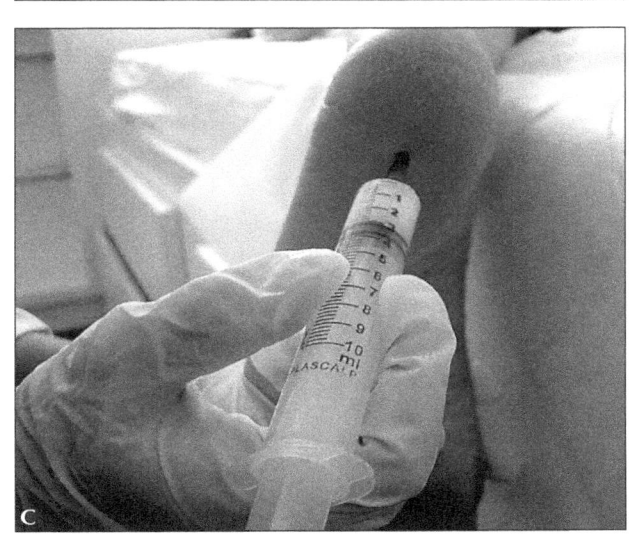

FIGURA 6.3.40
Infiltração da inserção da fáscia plantar às cegas pela via plantar.

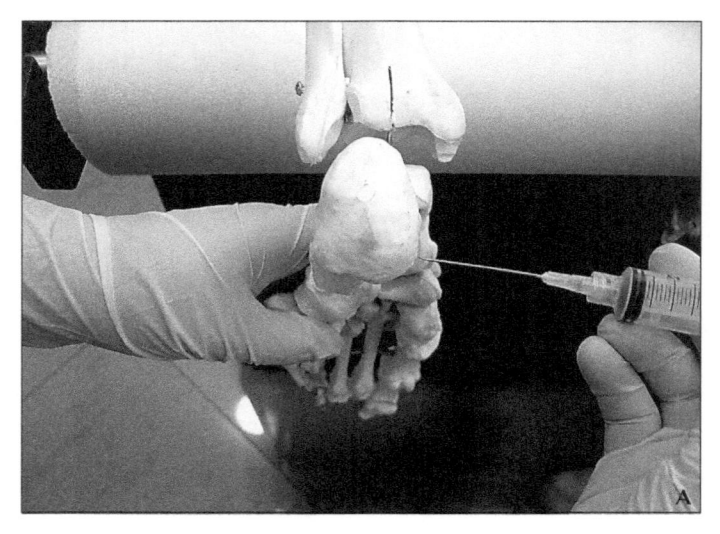

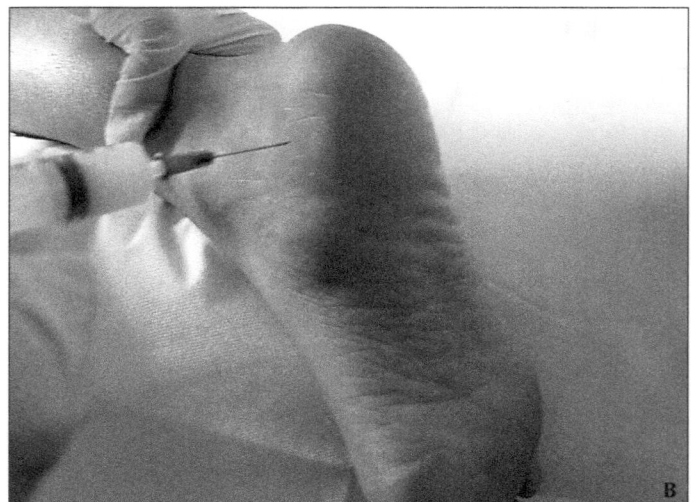

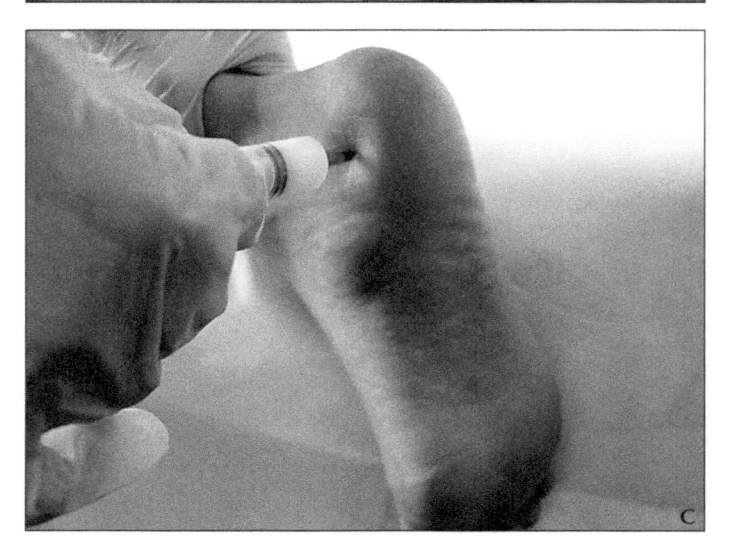

FIGURA 6.3.41
Infiltração da inserção da fáscia plantar às cegas pela via medial.

TÉCNICA

ção em leque (Fig. 6.3.42C). Nessa abordagem, apesar de se provocar menos dor que na abordagem plantar, pode-se ter uma maior dificuldade em se encontrar o periósteo do ponto de maior dor à palpação.

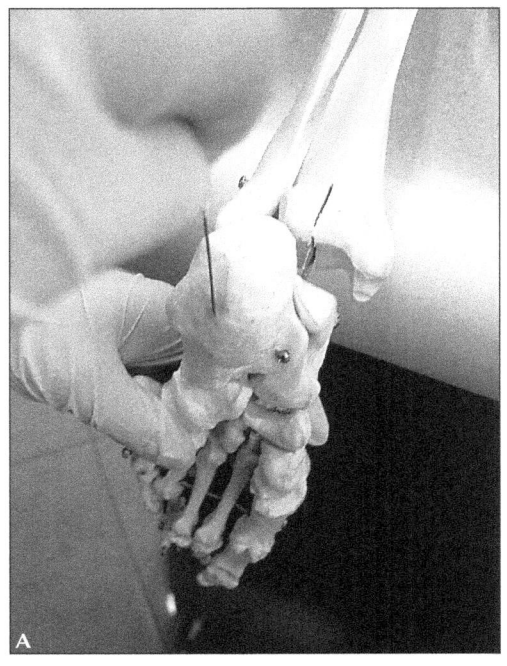

FIGURA 6.3.42
Infiltração da inserção da fáscia plantar às cegas pela via posterior.

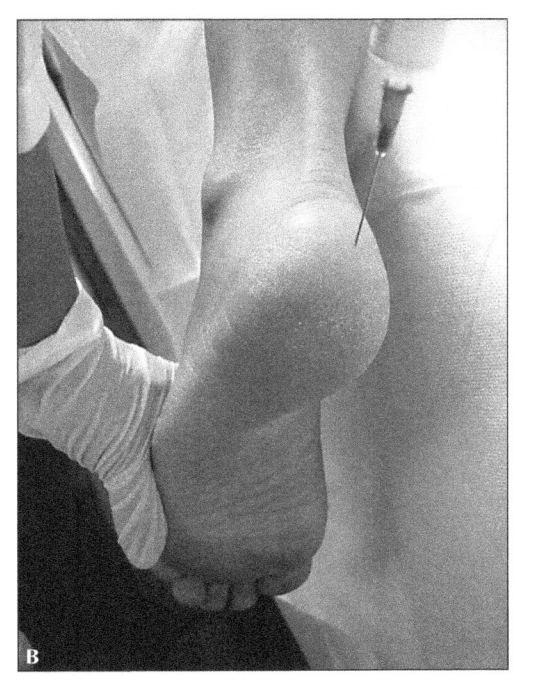

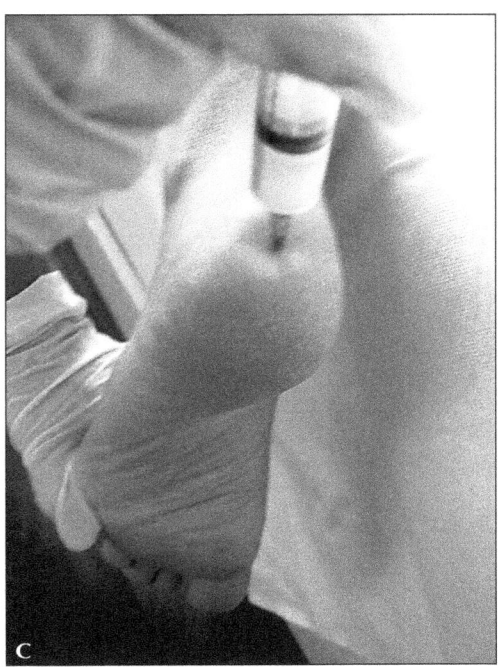

TÉCNICA

ABORDAGEM POR ULTRASSOM

O posicionamento do paciente é o mesmo anteriormente descrito. O transdutor deve repousar na face plantar sobre o local de maior dor, coincidindo seu maior eixo com o maior eixo da fáscia plantar. A agulha (40 x 8 mm ou gelco 18) deve penetrar pela extremidade proximal do transdutor paralelamente a ele, no sentido posteroanterior, porém em ponto afastado aproximadamente 2 cm para facilitar a sua visualização (Fig. 6.3.43A). Quanto mais horizontalizada a agulha, melhor a sua visualização pelo ultrassom. A agulha deve atingir a região perifascial no local de maior inflamação, mas não transfixá-la (Fig. 6.3.43B). Nesse local a solução de lidocaína + corticosteroide pode ser injetada. Nesse procedimento, deve-se utilizar obrigatoriamente seringa de rosca, pois sempre se observa muita resistência à infusão da medicação nessa região. Deve-se lembrar de que se trata de procedimento habitualmente muito desconfortável.

Lembretes

- Agulha = 40 x 8 mm (abordagem às cegas), 40 x 8 mm ou gelco 18 (abordagem por ultrassom)
- Volume = 1 mL de corticosteroide + 2 mL de lidocaína
- Direção = distal-proximal (abordagem às cegas plantar), mediolateral (abordagem às cegas medial), posteroanterior (abordagem às cegas posterior e por ultrassom).

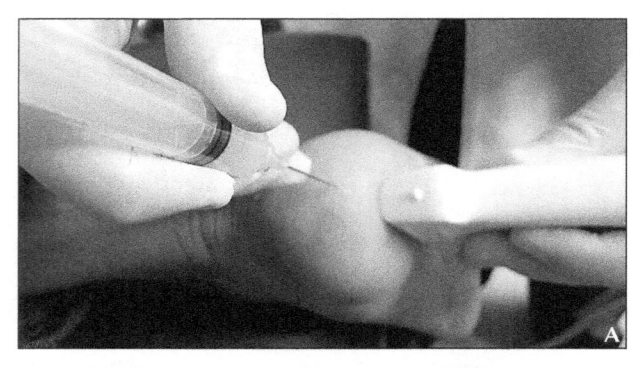

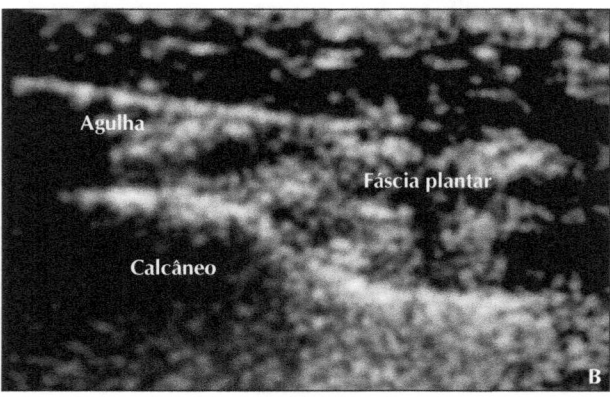

FIGURA 6.3.43
Infiltração da inserção da fáscia plantar guiada por ultrassom.

7 INFILTRAÇÕES AXIAIS

7.1 Infiltrações intra-articulares

ARTICULAÇÃO ESTERNOCLAVICULAR

Essa é uma articulação acometida principalmente em artropatias soronegativas, mas que pode ser sede de sinovite crônica tanto na artrite reumatoide (AR) quanto em artropatias degenerativas. Sua interlinha articular é de difícil palpação às cegas, o que é facilitado quando existe instabilidade articular. A abordagem às cegas é possível, mas se recomenda realizar infiltração dessa articulação guiada por imagem devido à relação próxima com a cavidade torácica.

TÉCNICA

ABORDAGEM ÀS CEGAS

Nessa abordagem, o paciente deve estar posicionado em decúbito dorsal com os membros superiores em posição neutra. Movimentos de rotação podem ajudar a evidenciar a interlinha articular, principalmente se existe "cavalgamento" da clavícula sobre o manúbrio esternal por subluxação.

Deve ser utilizada uma agulha de 25 x 7 mm, e pode ser introduzido no ambiente intra-articular um volume de hexacetonide de triancinolona (HT) de até 1 mL. Uma seringa com lidocaína pode ser utilizada no início do procedimento. A agulha deve ser introduzida na interlinha articular mais próxima à superfície clavicular, perpendicularmente à pele, no sentido anteroposterior (Fig. 7.1.1A, B, C). Em casos difíceis, a agulha pode ser posicionada de maneira ligeiramente oblíqua na tentativa de passar por baixo da extremidade medial da clavícula, pois, em casos de instabilidade, é a clavícula que se superficializa e "cavalga" o esterno. Deve-se penetrar aproximadamente 1 cm para evitar acidentes pleurais.

ABORDAGEM POR RADIOSCOPIA

O posicionamento do paciente e os conceitos para essa abordagem são os mesmos que para abordagem às cegas. A diferença é que, de acordo com o posicionamento do aparelho de fluoroscopia, geralmente se visualiza a interlinha articular nessa abordagem. A agulha deve ser introduzida nessa interlinha mais próxima à superfície clavicular (Fig. 7.1.2), e, após mínima anestesia, deve-se introduzir 0,3 mL de contraste. Este irá delinear a interlinha articular (Fig. 7.1.3). Em seguida, deve-se introduzir o HT.

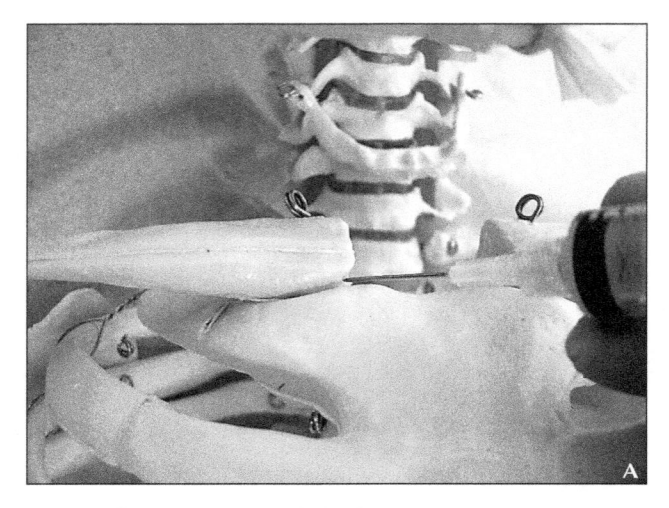

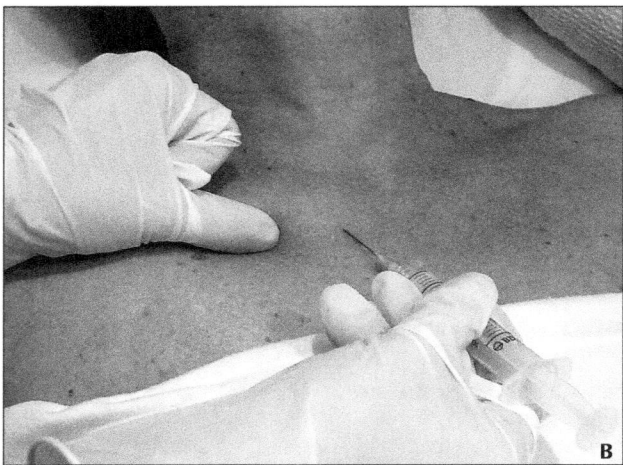

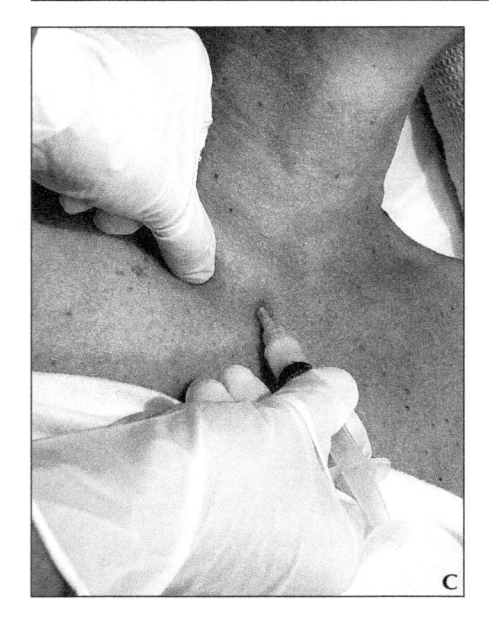

FIGURA 7.1.1
Infiltração de articulação esternoclavicular às cegas.

TÉCNICA

A instabilidade articular facilitadora da abordagem às cegas pode dificultar a abordagem por radioscopia, já que pode ser responsável pela sobreposição de imagens. Nesses casos, deve-se mudar a inclinação do tronco do paciente sob radioscopia ou promover a rotação até melhor visualizar a interlinha articular.

ABORDAGEM POR ULTRASSOM

O posicionamento do paciente e a agulha utilizada para essas abordagens são os mesmos das abordagens anteriormente descritas. O transdutor deve ser posicionado transversalmente à interlinha da articulação de modo a ser observado seu maior recesso articular, habitualmente distendido em situações de artropatia crônica. A agulha deverá penetrar pela extremidade medial do transdutor, paralelamente e abaixo dele com uma angulação de 45° no sentido mediolateral (Fig. 7.1.4A). Deve progredir na direção da interlinha articular até penetrar a cápsula articular (Fig. 7.1.4B). Como a extremidade medial da clavícula muitas vezes fica sobreposta à face lateral do esterno em artropatias inflamatórias, não é necessária a penetração da agulha na interlinha articular, e sim apenas no recesso medial dessa articulação. Uma vez puncionada a cápsula articular, a medicação poderá ser injetada.

Lembretes

- Agulha = 20 x 7 mm
- Volume = 1 mL de HT (20 mg)
- Direção = anteroposterior (abordagem às cegas e por radioscopia), mediolateral (abordagem por ultrassom)

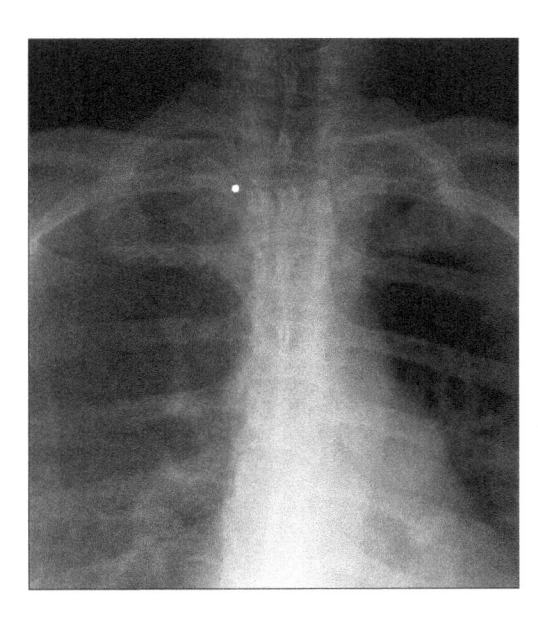

FIGURA 7.1.2
Ponto de punção da articulação esternoclavicular na abordagem por radioscopia.

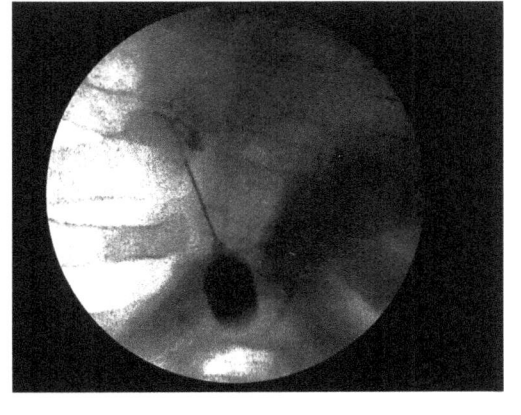

FIGURA 7.1.3
Infiltração da articulação esternoclavicular guiada por radioscopia.

ARTICULAÇÃO SACROILÍACA

Essa é uma articulação cuja interlinha articular é impossível de se palpar às cegas, tanto pela profundidade da articulação quanto por se tratar de uma articulação com um poderoso sistema ligamentar posterior. Alguns reparos anatômicos ajudam na sua localização, sendo importante lembrar que a sua disposição anatômica não é retilínea posteroanteriormente, mas sim diagonal. Por essa disposição, a superfície posterior do íleo habitualmente transpassa a sacral no plano frontal.

TÉCNICA — ABORDAGEM ÀS CEGAS

O paciente deve ser posicionado em decúbito ventral com um apoio disposto entre o abdome e a bacia do lado contralateral, de modo a tentar retificar ou sagitalizar a articulação e eliminar a sobreposição do íleo sobre o sacro no aspecto posterior desta (Fig. 7.1.5). Portanto, a articulação sacroilíaca a ser infiltrada ficará mais próxima à mesa de exame que a contralateral.

Deve ser utilizada uma agulha longa de no mínimo 40 x 8 mm ou, se necessário, uma agulha espinal (em casos de paciente obeso), e pode ser introduzido no ambiente intra-articular um volume de HT de até 3 mL. Uma seringa com lidocaína deve ser utilizada no início do procedimento para auxiliar na procura da interlinha articular.

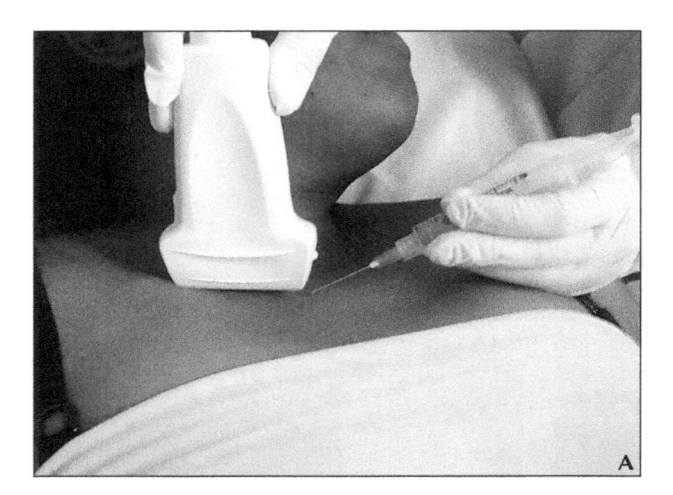

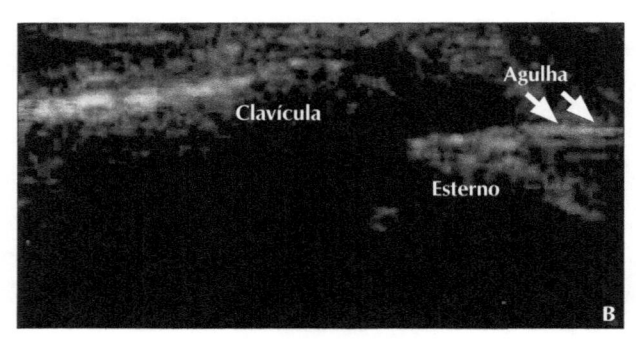

FIGURA 7.1.4
Infiltração da articulação esternoclavicular guiada por ultrassom.

TÉCNICA

O reparo anatômico para a penetração da agulha é a espinha ilíaca posterosuperior. A agulha deve penetrar em um ponto 1 cm medial e 1 cm abaixo desse reparo, perpendicularmente à pele no sentido posteroanterior. Nessa abordagem punciona-se habitualmente o terço médio ou o superior da articulação. Ao contato com o periósteo, deve-se realizar bloqueio regional com anestésico. Em caso de insucesso em penetrar a agulha, esta deve ser reposicionada obliquamente à pele na direção posteroanterolateral (Fig. 7.1.6A, B, C). Após a sensação da agulha passando entre duas superfícies ósseas, deve-se introduzir o HT.

FIGURA 7.1.5
Posicionamento ideal para realização da infiltração de articulação sacroilíaca.

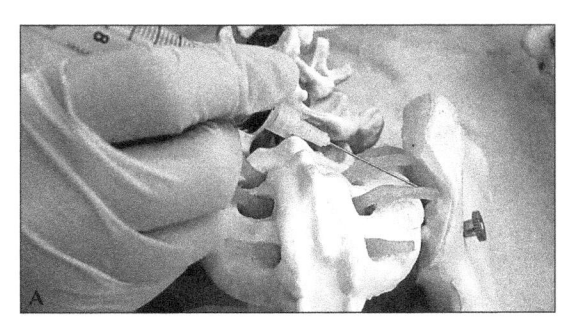

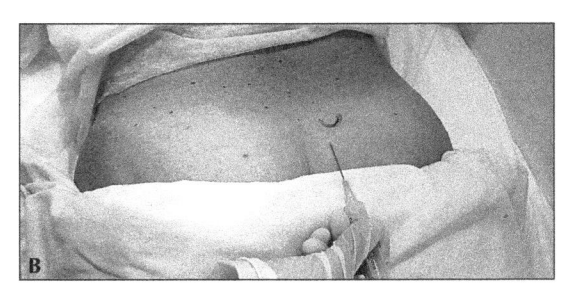

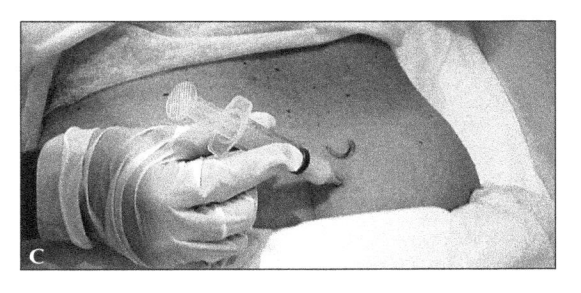

FIGURA 7.1.6
Infiltração de articulação sacroilíaca às cegas.

Infiltrações no aparelho locomotor **159**

TÉCNICA

ABORDAGEM POR RADIOSCOPIA

Nessa abordagem, o posicionamento do paciente deve ser o mesmo da abordagem às cegas, mas a agulha a ser utilizada deve ser uma agulha espinal. O local a ser puncionado nessa abordagem é o terço inferior, e, para o sucesso dessa punção, alguns detalhes devem ser lembrados. A disposição oblíqua dessa articulação promove uma visualização à radioscopia da projeção de uma dupla interlinha articular que não é real. Essa imagem corresponde à sobreposição dos dois aspectos da articulação: o anterior (correspondente à interlinha que se observa lateralmente) e o posterior, a ser puncionado (correspondente à interlinha que se observa medialmente). A agulha deve puncionar, portanto, a extremidade inferoposterior da articulação, correspondente na imagem radioscópica à interlinha inferomedial (Fig. 7.1.7).

A direção da agulha deve ser ligeiramente ascendente e, ao contato ósseo, pode-se realizar bloqueio anestésico regional (Fig. 7.1.8A). Raramente é possível realizar uma grande penetração da agulha na interlinha articular, pois esta é muito estreita, mas a introdução bastante lenta de 1 mL de contraste não deve sofrer resistência em um posicionamento adequado da agulha. A imagem observada é a do delineamento ascendente da interlinha articular (Fig. 7.1.8B), mas pode haver acúmulo de contraste inferiormente à extremidade puncionada, o que representa ou extravasamento do contraste ou delineamento do recesso inferior da articulação.

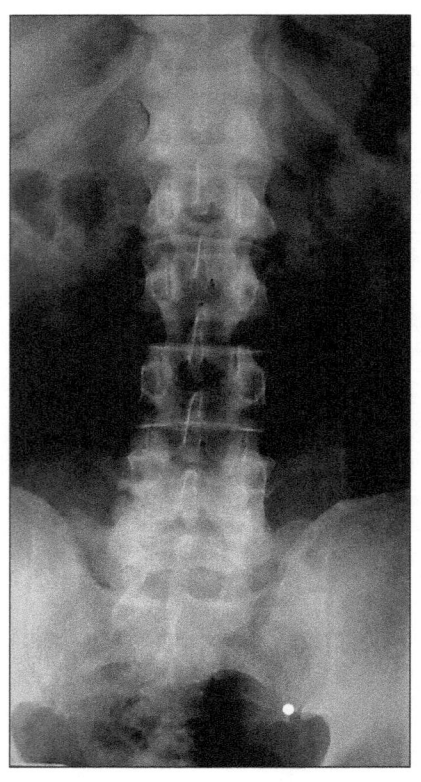

FIGURA 7.1.7
Ponto de punção da articulação sacroilíaca na abordagem por radioscopia.

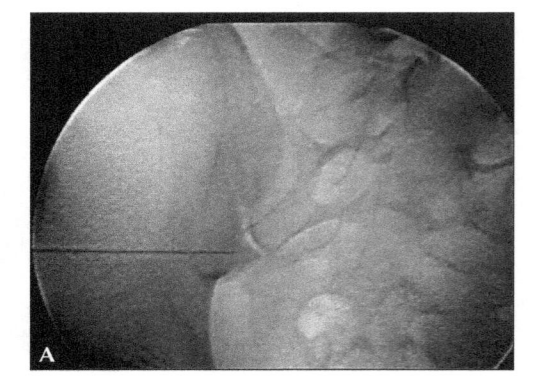

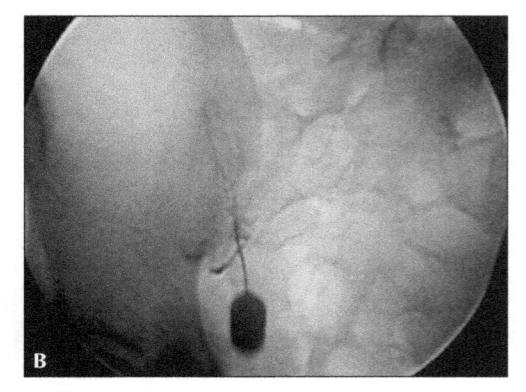

FIGURA 7.1.8
Infiltração da articulação sacroilíaca guiada por radioscopia.

> **DICA**
> Na abordagem por radioscopia, a inclinação proximal do tubo de raio X pode facilitar a visualização do terço inferior da articulação sacroilíaca.

Lembretes

- Agulha = 40 x 8 mm (abordagem às cegas), espinal (abordagem guiada por radioscopia)
- Volume = até 3 mL de HT (60 mg)
- Direção = posteroanterior

SÍNFISE PÚBICA

A sínfise púbica é uma estrutura semelhante ao disco intervertebral, habitualmente muito pouco móvel, exceto em situações de gestação ou acometimento inflamatório crônico. O espesso ligamento interósseo disposto na superfície anterior da sínfise pode se encontrar abaulado e com seu centro amolecido nas mulheres. A infiltração da sínfise púbica deve ser realizada preferencialmente guiada por imagem dada a dificuldade de se palpar às cegas a sua interlinha articular e pelo risco de penetração na cavidade pélvica em casos de frouxidão ligamentar.

TÉCNICA — ABORDAGEM POR RADIOSCOPIA

O paciente deve estar posicionado em decúbito dorsal com os membros inferiores em posição neutra. Deve ser utilizada uma agulha de 40 x 8 mm e uma dose de HT de 1 a 2 mL.

A agulha deve penetrar na direção anteroposterior, ligeiramente ascendente, visando ao terço médio da articulação (Fig. 7.1.9A, B). Dada a sensibilidade do local, uma anestesia locorregional pode ser necessária.

Após encontrar a interlinha articular, a progressão da agulha deve ser prudente para evitar a penetração na cavidade pélvica através de uma articulação muito instável (Fig. 7.1.10). A introdução do contraste provocará o delineamento vertical da cavidade articular como um fenda alongada. Só então se deve introduzir o HT.

Lembretes

- Agulha = 40 x 8 mm
- Volume = 1 a 2 mL de HT (20 a 40 mg)
- Direção = anteroposterior ascendente

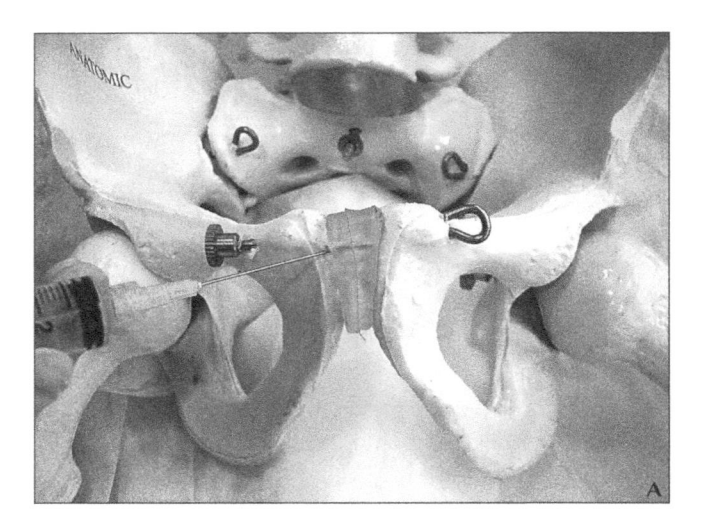

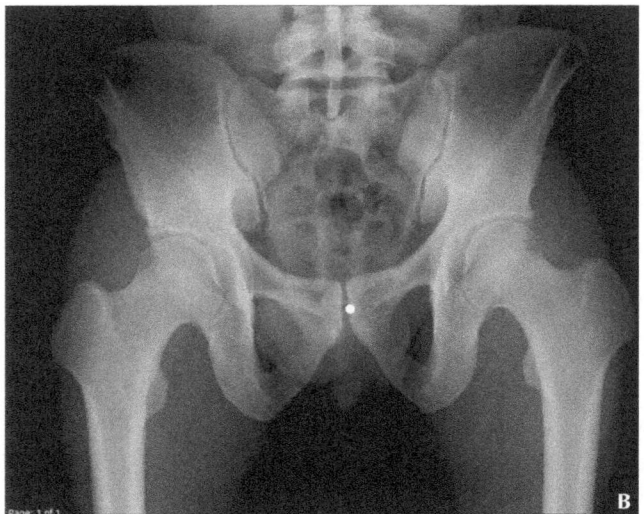

FIGURA 7.1.9
Ponto de punção da articulação sínfise púbica na abordagem por radioscopia.

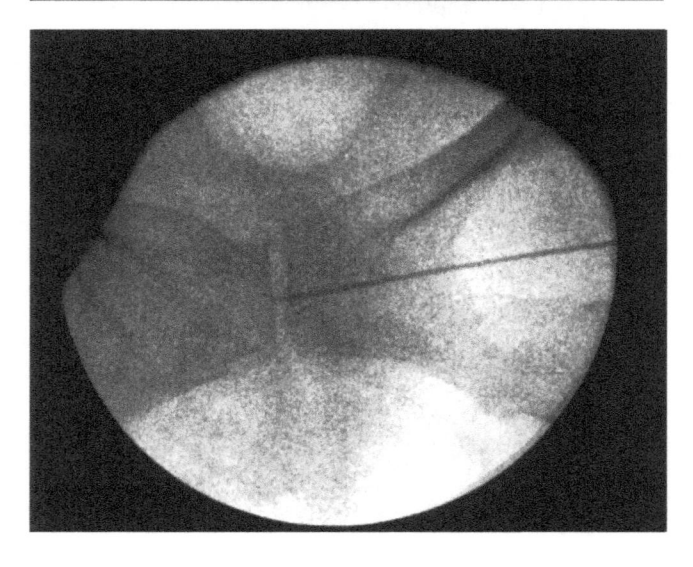

FIGURA 7.1.10
Infiltração da articulação sínfise púbica guiada por radioscopia.

ARTICULAÇÃO SACROCOCCÍGEA

Essa é uma articulação que pode ser sede de inflamação e consequente dor crônica, muitas vezes, após eventos traumáticos ou puramente mecânicos. Devido à dificuldade em palpar a interlinha articular, é aconselhado que a abordagem dessa articulação seja preferencialmente guiada por imagem.

TÉCNICA
ABORDAGEM POR RADIOSCOPIA

O paciente inicialmente deve estar em decúbito ventral para que, visualizando-se posteroanteriormente a articulação por meio da radioscopia, possa ser marcado na pele o exato lugar onde a agulha deve ser introduzida. Após esse procedimento, posiciona-se o paciente em decúbito lateral em posição fetal.

Deve ser utilizada uma agulha de 40 x 8 mm e uma dose de HT de 1,5 mL. A agulha deve penetrar perpendicularmente à pele na direção posteroanterior do paciente, na inclinação correspondente à da articulação (habitualmente ascendente) (Fig. 7.1.11A, B). Dada a sensibilidade da região, uma anestesia local pode ser necessária. Para encontrar mais facilmente a inclinação adequada da agulha sob radioscopia, um objeto de metal não pontiagudo pode ser encostado à pele no local marcado e, em seguida, visualizado pelo aparelho.

Após encontrar a interlinha articular, a progressão da agulha deve ser cuidadosa para evitar sua penetração exagerada. A introdução do contraste provocará o delineamento da cavidade articular como uma fenda alongada (Fig. 7.1-12). Só então se deve introduzir o HT.

Lembretes

- Agulha = 40 x 8 mm
- Volume = 1,5 mL de HT (30 mg)
- Direção = posteroanterior ascendente

ARTICULAÇÕES DOS PROCESSOS ARTICULARES (ZIGOAPOFISÁRIAS)

As articulações dos processos articulares, anteriormente chamadas de zigoapofisárias, interapofisárias e interfacetárias, podem ser acometidas por uma série de enfermidades inflamatórias ou degenerativas e ser causa de lombalgia crônica, muitas vezes, sob a forma de pseudociática. A infiltração dessas articulações pode ser uma intervenção valiosa no tratamento dessas enfermidades, sendo mais segura se realizada sob controle radioscópico.

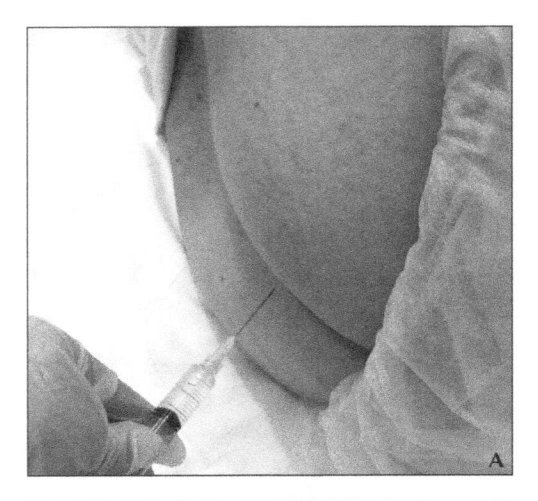

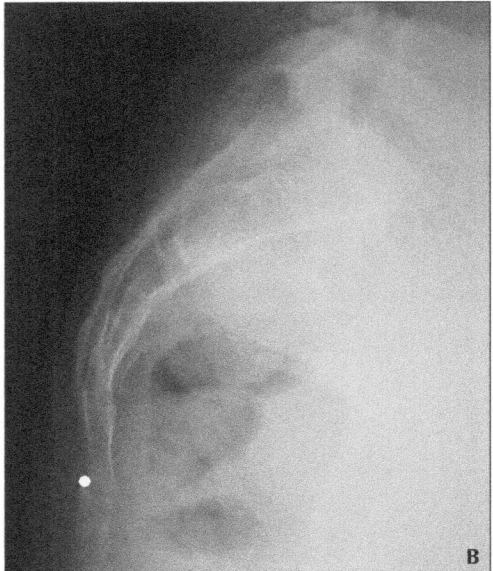

FIGURA 7.1.11
Ponto de punção da articulação sacrococcígea na abordagem por radioscopia.

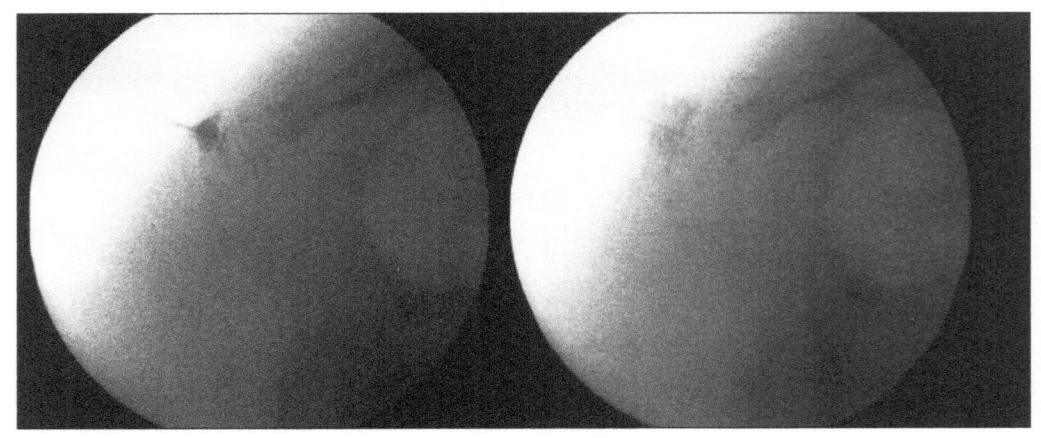

FIGURA 7.1.12
Infiltração da articulação sacrococcígea guiada por radioscopia.

TÉCNICA

ABORDAGEM POR RADIOSCOPIA

Dois são os tipos de abordagem por radioscopia para essa articulação, e, nos dois casos, a intenção é fazer a agulha puncionar o seu recesso articular inferior. A introdução da agulha na interlinha articular dessa articulação é muito difícil devido ao seu posicionamento multiplanar, à sobreposição de imagem à radioscopia e à habitual diminuição do espaço articular em casos de enfermidades inflamatórias ou degenerativas.

O posicionamento do paciente deve ser em decúbito ventral com um travesseiro disposto entre o abdome e a pelve para promover retificação lombar e abertura articular. A agulha para a anestesia da pele e planos profundos pode ser de 40 x 8 mm, mas, para o procedimento em si, deve-se utilizar uma agulha espinal. Como será utilizado contraste no ambiente intra-articular, o volume de corticosteroide a ser introduzido é habitualmente de 1 mL. Deve-se lembrar que esse procedimento deve ser estéril, de preferência com rigorosa antissepsia e utilização de campo fenestrado.

ABORDAGEM POSTERIOR

Essa é a abordagem mais utilizada para a infiltração das articulações dos processos articulares. Para maior conforto do paciente, deve ser realizada anestesia da pele e planos profundos no início do procedimento. O reparo anatômico a ser considerado neste caso é a imagem arredondada do pedículo do arco vertebral à radioscopia na incidência posteroanterior. O ponto de punção dessa articulação se localiza no aspecto inferomedial da imagem do pedículo do arco vertebral da vértebra inferior (p. ex., L4 para a zigoapofisária L3-L4) e corresponde ao local do recesso inferior dessa articulação (Fig. 7.1.13A, B). Tanto para a anestesia local como para a infiltração em si, a agulha deverá ser posicionada, de início, horizontalmente sobre a pele, de

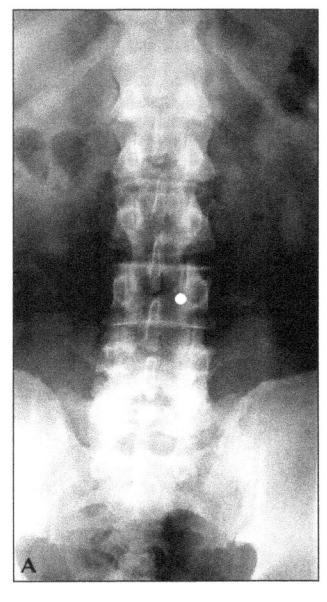

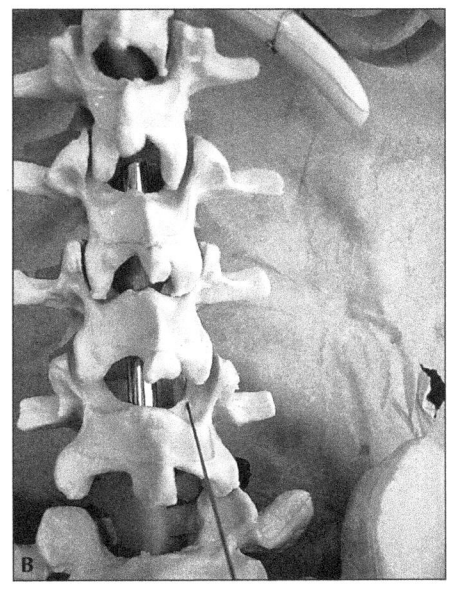

FIGURA 7.1.13
Ponto de punção das articulações dos processos articulares na abordagem posterior guiada por radioscopia.

TÉCNICA

modo que o seu topo apareça na imagem radioscópica nas proximidades do ponto de punção (Fig. 7.1.14). Em seguida, verticaliza-se a agulha, que deve ser introduzida com seu maior eixo coincidindo com o do raio X e sob controle radioscópico até o contato ósseo. Ao contato ósseo, injeta-se mínima quantidade de contraste, que deverá ascender pela fenda articular e preencher o recesso articular superior, formando, muitas vezes, uma imagem ovalada (Figs. 7.1.15A, B; 7.1.16A, B). Só então se deve introduzir o corticosteroide. No momento do procedimento, a reprodução da dor habitual do paciente reforça o correto posicionamento da agulha.

ABORDAGEM OBLÍQUA

A via oblíqua em quase tudo se assemelha à posterior, inclusive na tentativa de puncionar o recesso inferior da articulação, pois, apesar de parecer mais fácil puncionar a articulação nessa via, a agulha habitualmente não consegue penetrar na interlinha articular. A diferença é que, nesse caso, após o posicionamento em decúbito ventral, o paciente é inclinado com ajuda de um travesseiro entre o abdome

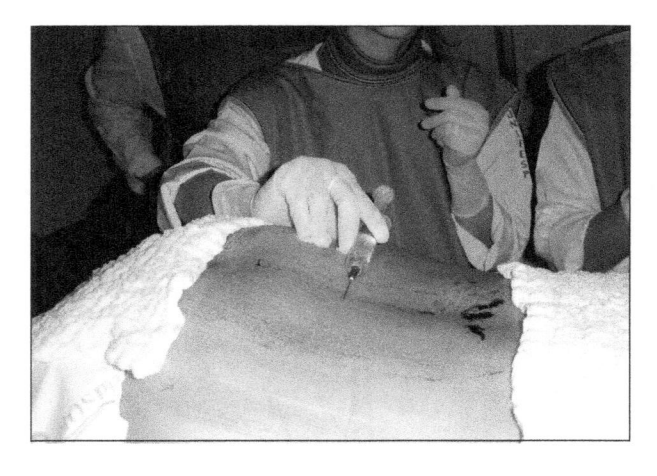

FIGURA 7.1.14
Posição inicial da agulha imediatamente antes da infiltração das articulações dos processos articulares na via posterior guiada por radioscopia.

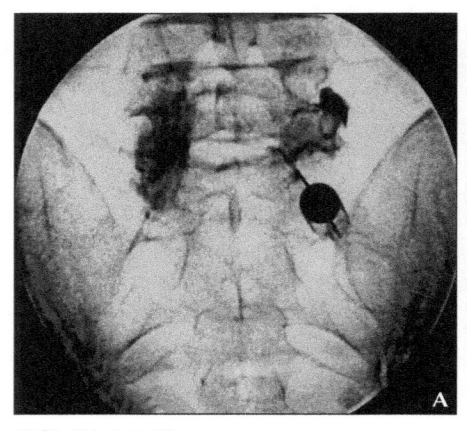

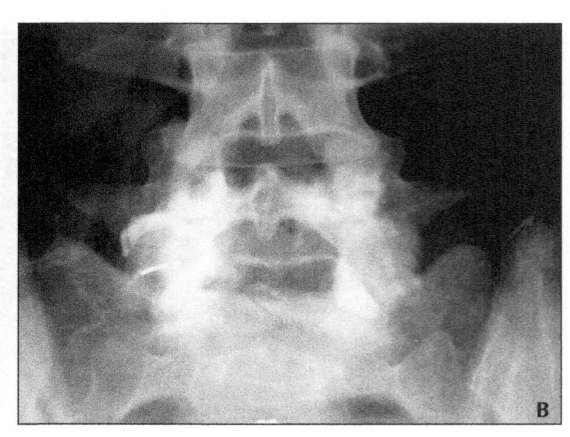

FIGURA 7.1.15
Infiltração das articulações dos processos articulares pela via posterior guiada por radioscopia.

> ### TÉCNICA
>
> e a bacia até ficar em posição oblíqua (como no posicionamento para a infiltração da sacroilíaca), o que facilita a visualização da articulação. O ponto de punção da agulha deve ser a extremidade inferior da interlinha articular (Fig. 7.1.17A, B, C). Após a introdução de pequena quantidade de contraste, observa-se a sua ascendência pela interlinha até preencher o recesso superior da articulação. Nesse momento, o corticosteroide deve ser introduzido.

DICAS

A via posterior tem algumas vantagens: o paciente fica em posição mais estável, o recesso inferior é mais facilmente puncionável e localiza-se longe da raiz nervosa.

Quem lança mão da via oblíqua com intuito de puncionar diretamente a interlinha articular, deve-se lembrar que isso é dificultado pela sobreposição de imagem à radioscopia, pela convexidade da articulação e pela presença frequente de osteófitos muitas vezes não visíveis à radioscopia.

Lembretes

- Agulha = espinal (de raquianestesia)
- Volume = 1 mL de HT (20 mg)
- Direção = posteroanterior ou oblíqua

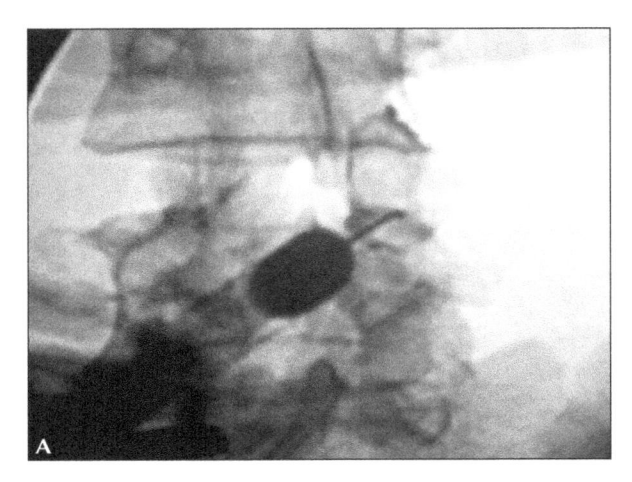

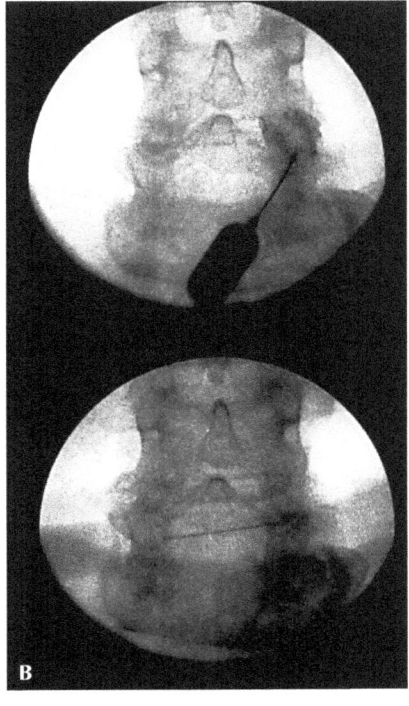

FIGURA 7.1.16
Infiltração das articulações dos processos articulares pela via posterior guiada por radioscopia.

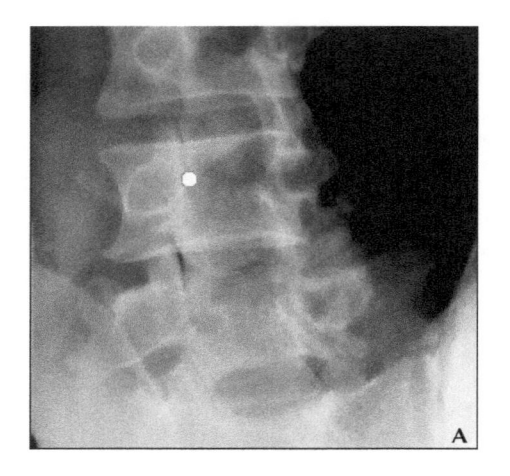

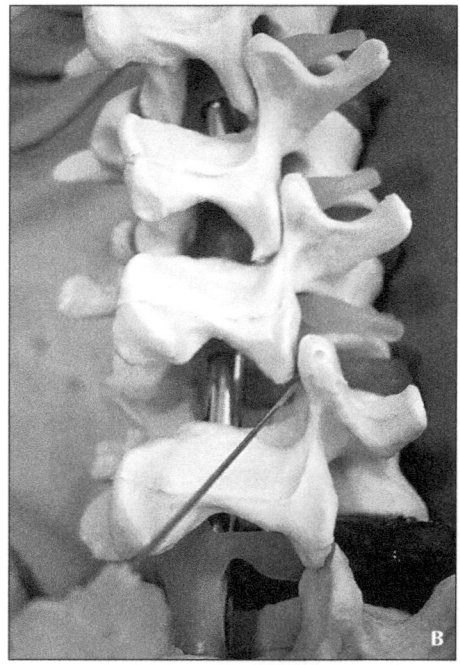

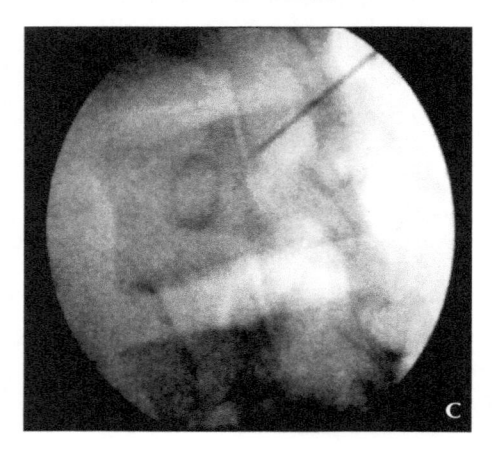

FIGURA 7.1.17
Ponto de punção das articulações dos processos articulares na via oblíqua guiada por radioscopia.

7 INFILTRAÇÕES AXIAIS

7.2 Infiltrações extra-articulares

INFILTRAÇÃO EPIDURAL

As infiltrações epidurais ou peridurais são intervenções por meio das quais se punciona o espaço epidural para a introdução de corticosteroide isoladamente ou em associação com anestésico com intenção terapêutica. A indicação mais habitual dessa intervenção é a dor radicular refratária provocada pela compressão de uma hérnia discal. No entanto, várias são as indicações encontradas na literatura para o seu uso: lombalgia ou dorsalgia, dor radicular ou compressão de raiz nervosa lombar (principalmente ciática), protrusão, prolapso ou herniação de discos intervertebrais lombares, dor discogênica, síndrome pós-laminectomia e estenose do canal lombar.

Além da ação anti-inflamatória local, o uso do corticosteroide pelo espaço epidural tem como base a quebra do ciclo de dor, a lise de aderências e a mudança de relação entre disco e raiz.

O acetato de metilprednisolona em doses de 40 a 120 mg é o corticosteroide usado na maioria dos estudos publicados, sendo sugerido inclusive que, além do efeito anti-inflamatório, esse medicamento poderia ter uma ação "anestésica símile".

Várias são as vias de abordagem do espaço epidural para a infusão de medicação. As vias menos comuns são a translaminar (apenas relatada para uso torácico) e a transforaminal (que aborda o aspecto ventral do canal medular). As vias mais habitualmente utilizadas são a caudal e a lombar. A caudal é obtida inserindo-se a agulha através do hiato sacral no espaço epidural caudal, que é contínuo ao espaço epidural lombar. O hiato sacral se localiza habitualmente ao nível do início da prega interglútea. A lombar se obtém inserindo a agulha no espaço entre os processos espinhosos ao nível da crista ilíaca.

As contraindicações absolutas à infiltração epidural são infecções locais e sistêmicas, deficiência de fatores da coagulação e compressão medular aguda. Dentre as complicações maiores desse procedimento podem-se citar infecção e meningite química aguda, provavelmente por ação irritativa do veículo "polietilenoglicol", presente na maioria das apresentações da metilprednisolona, e lipomatose epidural.

Deve-se lembrar de **jamais** utilizar como corticosteroide para esse procedimento o HT, que, por suas propriedades atrofiantes, pode provocar sérias lesões raquimedulares. Esse procedimento geralmente é realizado por até três vezes, com intervalo de uma semana entre eles. Serão descritas a seguir as duas técnicas mais conhecidas e de mais fácil realização pelo médico sem a necessidade do auxílio de imagem.

TÉCNICA

ABORDAGEM INTERESPINAL

A abordagem interespinal é a mais utilizada para se obter acesso ao espaço peridural, seja para bloqueios anestésicos, seja para introdução de corticosteroide. Tem como vantagem a introdução do corticosteroide em local mais próximo do conflito radicular. Como desvantagem, tem a dificuldade de ser realizada por médicos menos experientes e a maior chance de ocorrência de punção do saco dural.

O paciente pode estar posicionado sentado, flexionando o tronco anteriormente (abraçando uma almofada), na tentativa de diminuir a lordose lombar (posição que facilita a identificação da linha mediana e a própria técnica em si, mas que pode facilitar síncope vasovagal) (Fig. 7.2.1), ou em decúbito lateral com flexão máxima da coluna cervical, dos quadris e dos joelhos (posição mais segura quanto à ocorrência de síncope vasovagal).

Deve-se utilizar uma agulha de 40 x 8 mm para anestesia da pele e planos profundos após antissepsia rigorosa (procedimento estéril). Para o procedimento em si, utiliza-se uma agulha de epidural, de preferência graduada, uma seringa com ar e seringas em separado com o corticosteroide e com o anestésico de escolha. Após a anestesia local da pele e do subcutâneo, o ponto de entrada da agulha deve ser no espaço interespinal localizado abaixo do processo espinhoso, que é tangenciado superiormente por uma linha imaginária que une as duas cristas ilíacas (correspondente habitualmente ao processo espinhoso L4, portanto, espaço interespinal L4-L5) (Fig. 7.2.2). Deve-se introduzir lentamente a agulha já conectada à seringa

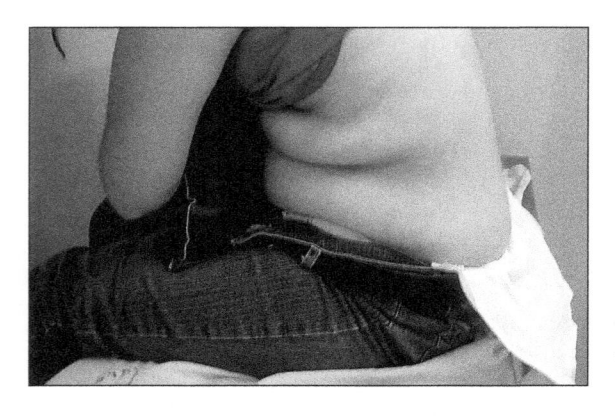

FIGURA 7.2.1
Posição para realização de infiltração epidural com corticosteroide pela abordagem interespinal.

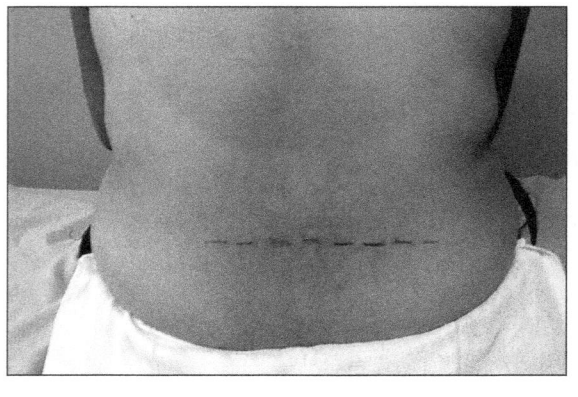

FIGURA 7.2.2
Linha imaginária que une as duas cristas ilíacas.

TÉCNICA

cheia de ar e, além de se perceber a passagem através de cada plano (pele, tecido celular subcutâneo, ligamento supraespinhoso, ligamento interespinhoso e ligamento amarelo), deve-se testar a resistência à introdução do ar a cada um desses planos (Fig. 7.2.3A, B). Ao passar pelo ligamento amarelo, o médico irá perceber a passagem da agulha por uma estrutura muito resistente e, imediatamente após essa passagem, notará uma perda súbita de resistência ao tentar introduzir mais uma vez o ar da seringa. Teoricamente, a agulha estará no espaço epidural (Fig. 7.2.4A). Deve-se, nesse momento, realizar aspiração para checar a presença de líquido cerebrospinal (punção da dura-máter) ou de sangue (punção de plexo venoso peridural). Em caso negativo, pode-se introduzir o corticosteroide (Fig. 7.2.4B) e, em seguida, 1 a 2 mL do anestésico de escolha (habitualmente lidocaína a 2% sem vasoconstritor) (Fig. 7.2.4C).

O paciente deve ser posicionado em decúbito dorsal com inclinação da cabeceira do leito em cerca de 60° na tentativa de facilitar a migração caudal do corticosteroide e do anestésico infundidos. O paciente deverá permanecer em observação de 40 minutos a 2 horas antes de ser liberado.

Lembretes

- Agulha = de epidural
- Volume = 80 mg (2 mL) de acetato de metilprednisolona seguidos de 2 mL de lidocaína a 2% sem vasoconstritor
- Direção = posteroanterior

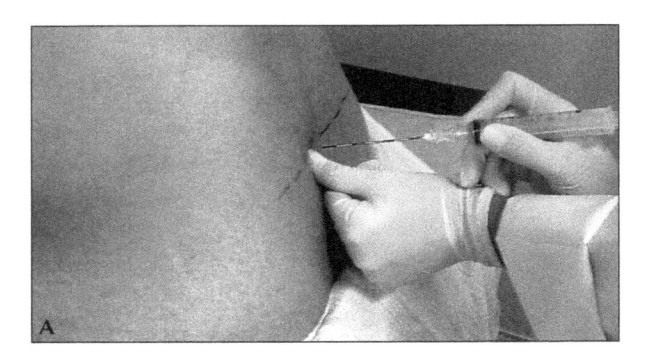

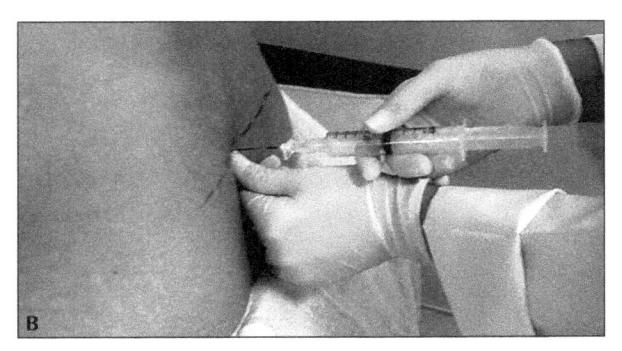

FIGURA 7.2.3
Infiltração epidural com corticosteroide pela abordagem interespinal.

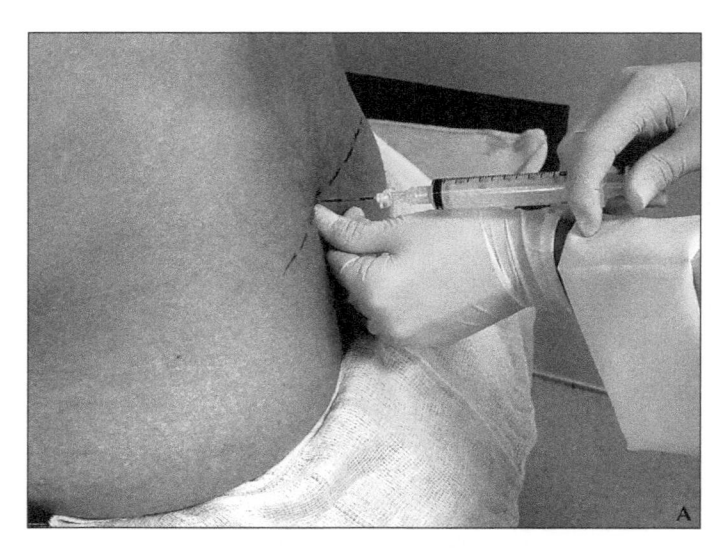

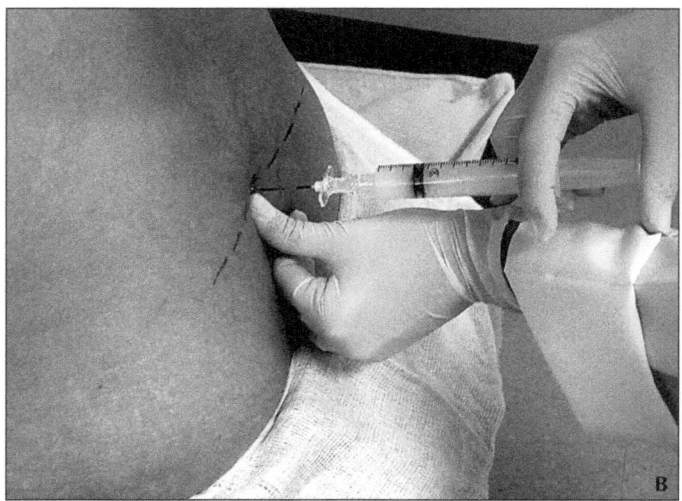

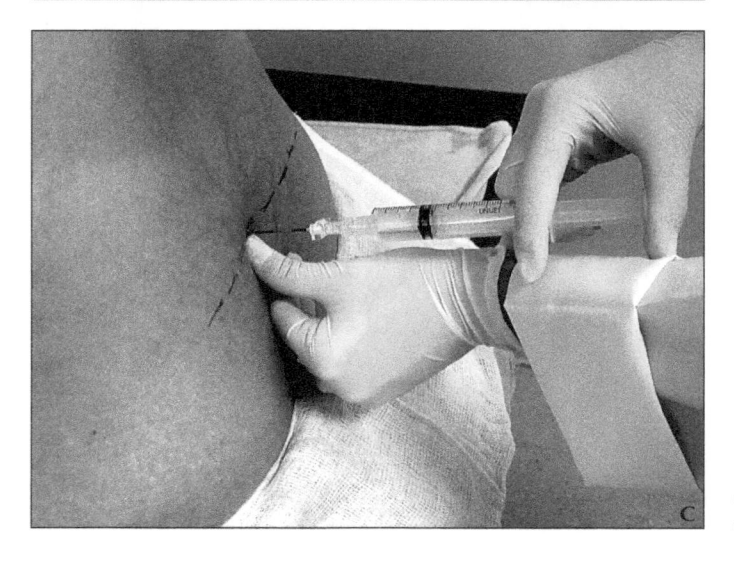

FIGURA 7.2.4
Infiltração epidural com corticosteroide pela abordagem interespinal.

TÉCNICA
ABORDAGEM POR MEIO DO HIATO SACRAL

O hiato sacral é uma abertura triangular limitada, em seu ápice, pelo final da crista sacral mediana e, em sua base, por duas proeminências, os cornos sacrais. Permite o acesso ao canal sacral, espaço peridural que abriga as raízes da cauda equina e o saco dural. A largura e a profundidade desse canal no sentido anteroposterior pode variar de 2 mm a 1 cm, e a facilidade de difusão cefálica das soluções aí injetadas varia de acordo com a consistência da gordura intracanal do paciente e com a presença de alterações ósseas locais.

A abordagem do espaço epidural por meio do hiato sacral tem como vantagem o menor risco de se puncionar o saco dural e um menor tempo de aprendizado para realizar o procedimento, mas tem como desvantagem a introdução do corticosteroide a uma maior distância do conflito radicular.

O paciente deve estar posicionado em decúbito ventral com um coxim sob a região pélvica para facilitar a exposição do hiato sacral. Os reparos a serem palpados para a identificação do hiato sacral são, na verdade, os seus limites anatômicos (apófise espinhosa da quinta vértebra sacra superiormente e os dois cornos sacrais inferiormente). O hiato sacral é sentido à palpação como uma depressão na linha média entre esses reparos. No entanto, em pacientes mais corpulentos, essa depressão, assim como os seus limites anatômicos, são de difícil palpação. O que facilita a abordagem nesses casos é o fato de que, na maioria das vezes, a localização do hiato sacral coincide com o início da prega interglútea (Fig. 7.2.5).

Para uma infiltração peridural via hiato sacral, deve ser realizada rigorosa antissepsia local (procedimento estéril) e utilizado o seguinte material: duas seringas de 10 mL com soro fisiológico, uma seringa de 5 mL com anestésico (habitualmente lidocaína a 2% sem vaso constritor), uma seringa de 5 mL com o corticosteroide, gelco 18 ou agulha de 40 x 8 mm.

Deve-se utilizar inicialmente a seringa com anestésico já acoplada à agulha ou gelco 18 puncionando-se a pele no sentido posteroanterior de distal para proximal com uma angulação aproximada de 70° (Fig. 7.2.6). Realiza-se anestesia do subcutâneo,

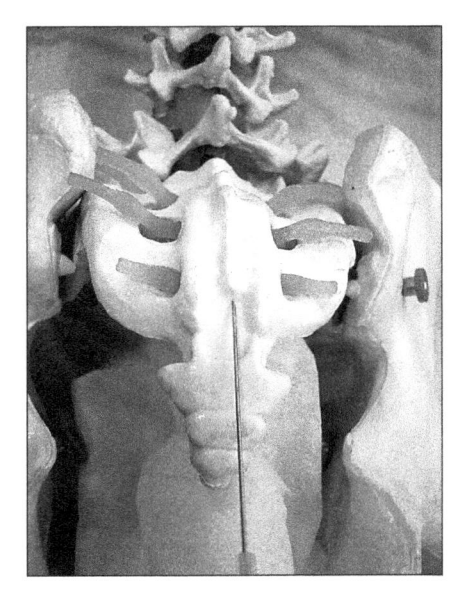

FIGURA 7.2.5
Reparo anatômico para infiltração epidural com corticosteroide pela abordagem por meio do hiato sacral.

TÉCNICA

mantém-se o aprofundamento da agulha e, ao menor contato com estrutura mais rígida (periósteo ou a própria membrana sacrococcígea), deve-se introduzir um pouco mais de anestésico. Nesse momento, deve-se mudar a inclinação da agulha quase para horizontal, na tentativa de perfurar a membrana sacrococcígea e penetrar no canal sacral, acompanhando a sua disposição quase paralela à pele (Fig. 7.2.7A). Apesar de, na maioria das vezes, as reentrâncias ósseas do canal sacral impedirem sua total penetração, em adultos, a agulha ou o gelco 18 pode ser penetrado pelo menos 5 cm (Fig. 7.2.7B). Desacopla-se a seringa e solicita-se para que o paciente comece a tossir para observar se há saída de líquido cerebrospinal ou sangue, o que indicaria a punção indesejável do saco dural (raríssimo em adultos) ou de vasos peridurais, respectivamente. Nesses casos, a agulha deve ser reposicionada. Não se deve introduzir anestésico em um primeiro momento, e sim os primeiros 10 mL de soro fisiológico, que, em caso de correto posicionamento

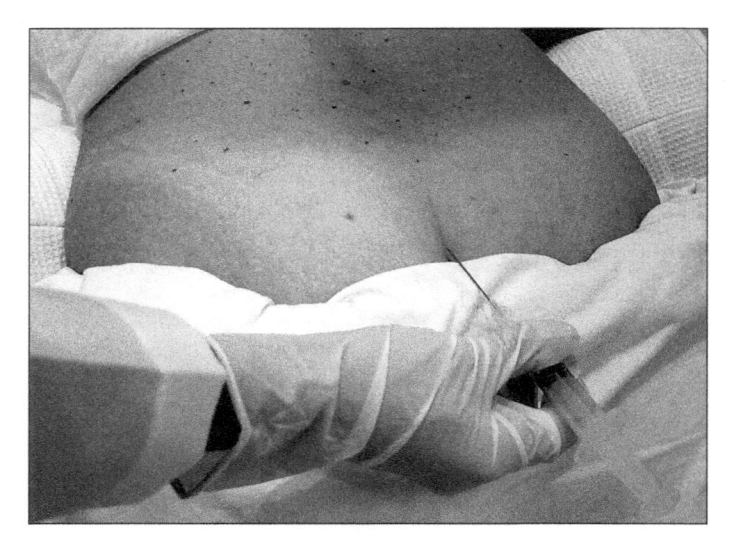

FIGURA 7.2.6
Infiltração epidural com corticosteroide pela abordagem através do hiato sacral.

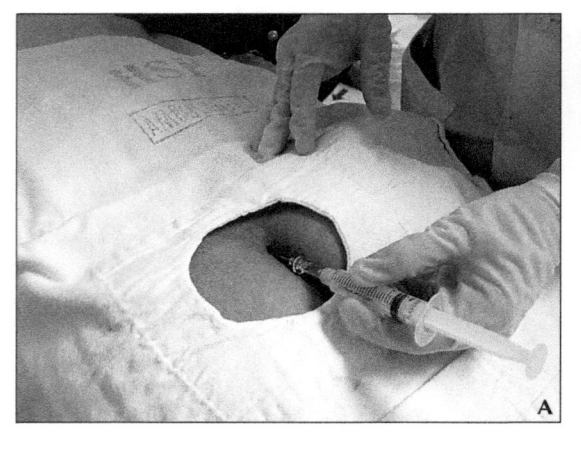

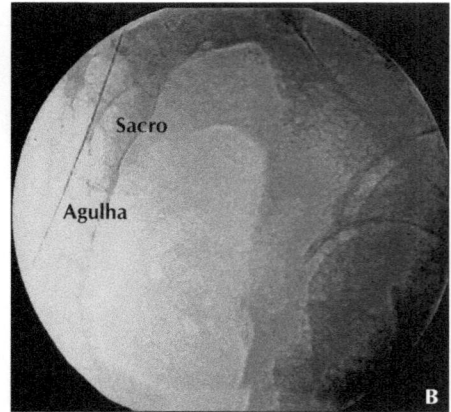

FIGURA 7.2.7
Infiltração epidural com corticosteroide pela abordagem através do hiato sacral.

TÉCNICA

da agulha, devem ser infundidos sem ou com pouca resistência. Nesse momento, é esperado que o paciente refira sensação de peso ou mesmo desconforto sacral ou lombar baixo, ou, às vezes, parestesia com distribuição radicular. Em seguida, deve-se introduzir o corticosteroide e, então, os 10 mL de soro fisiológico restantes. O procedimento pode ser finalizado com 1 a 2 mL do anestésico (Fig. 7.2.8A, B).

Retira-se a agulha acoplada à seringa de uma só vez, assim como o coxim subpélvico, e mantém-se o paciente 20 a 30 minutos em decúbito ventral e mais 20 a 30 minutos em decúbito dorsal para que o líquido infundido distribua-se uniformemente pelo canal sacral.

Lembretes

- Agulha = 40 x 8 mm ou gelco 18
- Volume = 10 mL de soro fisiológico a 0,9%, seguidos de 80 mg (2 mL) de acetato de metilprednisolona, seguidos de 10 mL de soro fisiológico a 0,9%
- Direção = posteroanterior de distal para proximal

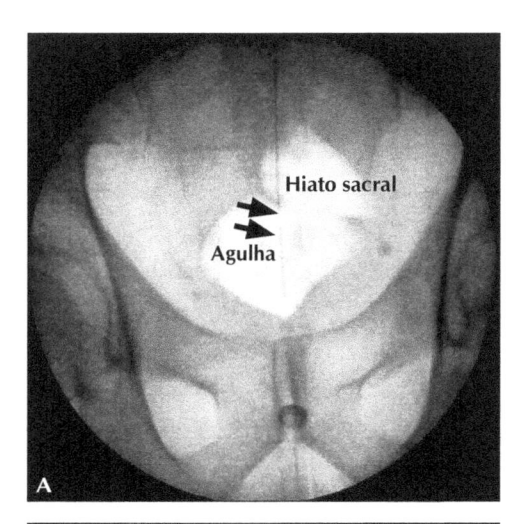

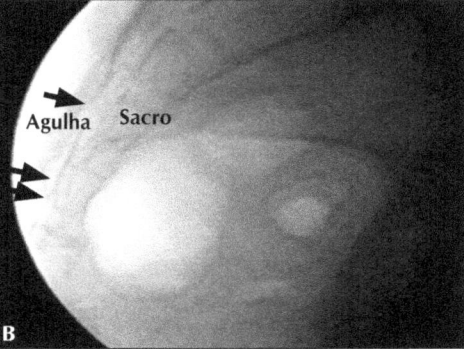

FIGURA 7.2.8
Imagens em incidência posteroanterior e perfil na radioscopia de uma infiltração epidural com corticosteroide pela abordagem através do hiato sacral realizada às cegas.

Referências

1. Hollander JL, Brown EM Jr, Jessar RA, Browan CY. Hydrocortisone and cortisone injected into arthritic joints: comparative effects of and use of hydrocortisone as a local antiarthritic agent. J Am Med Assoc. 1951;147 (17):1629-35.
2. Gray RG, Gotllieb NL. Intra-articular corticosteroids. An updated assessment. Clin Orthop Relat Res. 1983;(177):235-63.
3. Bird AH. Management of rheumatic diseases: pharmacological approaches: intra-articular and intralesional therapy. In: Klippel JH, Dieppe PA. Rheumatology. London: Mosby; 1994. p. 16.1-16.6. Section 8.
4. McCarty DJ. Treatment of rheumatoid joint inflammation with triamcinolone hexacetonide. Arthritis Rheum. 1972;15(2):157-73.
5. McCarty DJ, Harman JG, Grassanovich JL, Qian C. Treatment of rheumatoid joint inflamation with intrasynovial triancinolone hexacetonide. Rheumatol. 1995;22:1631-5.
6. Proudman SM, Conaghan PG, Richardson C, Griffiths B, Green MJ, McGonagle D, et al. Treatment of poor-prognosis early rheumatoid arthritis. A randomized study of treatment with methotrexate, cyclosporin A, and intraarticular corticosteroids compared with sulfasalazine alone. Arthritis Rheum. 2000;43(8):1809-19.
7. Furtado RN, Oliveira LM, Natour J. Polyarticular corticosteroid injection versus systemic administration in treatment of rheumatoid arthritis patients: a randomized controlled study. J Rheumatol. 2005;32(9):1691-8.
8. American College of Rheumatology [Internet]. Atlanta: American College of Rheumatology; c2010 [capturado em 23 ago 2010]. Disponível em: http://www. rheumatology.org/.
9. Anttinen J, Oka M. Intra-articular triamcinolone hexacetonide and osmic acid in persistent synovitis of the knee. Scand J Rheumatology. 1975;4:125-8.
10. Blyth T, Stirling A, Coote J, Land D, Hunter JA. Injection of the rheumatoid knee: does intra-articular methotrexate or rifampicin add to the benefits of triamcinolone hexacetonide? Br J Rheumatol. 1998;37(7):770-2.
11. Derendorf H, Mollmann H, Gruner A, Haack D, Gyselby G. Pharmacokinetics and pharmacodynamics of glucocorticoid suspensions after intra-articular administration. Clin Pharmacol Ther. 1986;39(3):313-7.
12. Zulian F, Martini G, Gobber D, Agosto C, Gigante C, Zacchello F. Comparison of intra-articular triamcinolone hexacetonide and triamcinolone acetonide in oligoarticular juvenile idiopathic arthritis. Rheumatology (Oxford). 2003;42(10):1254-9.
13. Blyth T, Hunter JA, Stirling A. Pain relief in the rheumatoid knee after steroid injection. A single-blind comparison of hydrocortisone succinate, and triamcinolone acetonide or hexacetonide. Br J Rheumatol. 1994;33:461-3.
14. Jalava S, Saario R. Treatment of finger joints with local steroids. A double–bind study. Scand J Rheumatology. 1983;12:12-4.
15. Bird HA, Ring EF, Bacon PA. A thermographic and clinical comparison of three intra-articular steroid preparations in rheumatoid arthritis. Ann Rheum Dis. 1979;38(1):36-9.
16. Bain LS, Balch HW, Wetherly JM, Yeadon A. Intraarticular triamcinolone hexacetonide: double-blind comparison with methylprednisolone. Br J Clin Pract. 1972;26(12):559-61.

17. Menninger H, Reinhardt S, Sondgen W. Intra-articular treatment of rheumatoid knee-joint effusion with triamcinolone hexacetonide versus sodium morruate. Scand J Rheumatol. 1994;23:249-54.
18. Marchesoni A, Sinigaglia L, Ranza R, Varenna M, Battafarano N, Tosi S. Rifampicin SV versus triancinolone in local treatment of rheumatoid synovitis. Scand J Rheumatol. 1993;22(4):194-8.
19. Bliddal H, Terslev L, Qvistgaard E, Konig M, Holm CC, Rogind H, et al. A randomized, controlled study of a single intra-articular injection of etanercept or glucocorticosteroids in patients with rheumatoid arthritis. Scand J Rheumatol. 2006;35(5):341-5.
20. Kresnick E, Mikosch P, Gallowitsch HJ, Jesenko R, Just H, Kogler D, et al. Clinical outcome of radiosynoviorthesis: a meta-analysis including 2190 treated joint. Nucl Med Commun. 2002;23:683-8.
21. Clunie G, Lui D, Cullum I, Ell PJ, Edwards JCW. Clinical outcome after one year following samarium-153 particulate hydroxyapatite radiation synovectomy. Scand J Rheumatol. 1996;25:360-6.
22. O'Duffy E, Clunie G, Lui D, Edwards JC, Ell PJ. Double blind glucocorticoid controlled trial of samarium-153 particulate hydroxyapatite radiation synovectomy for chronic knee synovitis. Ann Rheum Dis. 1999;58(9):554-8.
23. Santos MF, Konai MS, Furtado RNV, Castiglioni MV, Silva CG, Natour J. Efficacy of radioisotopic synovectomy with samarium-153 hydroxyapatite in rheumatoid arthritis patients with knee synovitis: a controlled randomized double-blinded trial. Ann Rheum Dis. 2007;66(Suppl II):447.
24. Bellamy N, Campbell J, Robinson V, Gee T, Bourne R, Wells G. Viscosupplementation for the treatment of osteoarthritis of the knee. Cochrane Database Syst Rev. 2006;(2):CD005321.
25. Takahashi K, Hashimoto S, Kubo T, Hirasawa Y, Lotz M, Amiel D. Effect of hyaluronan on chondrocyte apoptosis and nitric oxide production in experimentally induced osteoarthritis. J Rheumatol. 2000;27(7):1713-20.
26. Jones G. Yttrium synovectomy: a meta-analysis of the literature. Aust N Z J Med. 1993;23(3):272-5.
27. Lopes RV, Furtado RN, Parmigiani L, Rosenfeld A, Fernandes AR, Natour J. Accuracy of intra-articular injections in peripheral joints performed blindly in patients with rheumatoid arthritis. Rheumatology (Oxford). 2008;47(12):1792-4. Epub 2008 Sep 27.
28. Grassi W, Farina A, Filippucci E, Cervini C. Sonographically guided procedures in rheumatology. Semin Arthritis Rheum. 2001;30:347-53.
29. Koski JM. Ultrasound guided injection in rheumatology. J Rheumatol. 2000;27:2131-8.
30. Naredo E, Cabero F, Beneyto P, Cruz A, Mondéjar B, Uson J, et al. A randomized comparative study of short term response to blind injection versus sonographic-guided injection of local corticosteroids in patients with painful shoulder. J Rheumatol. 2004;31(2):308-14.
31. Luz KR, Furtado RN, Nunes CC, Rosenfeld A, Fernandes AR, Natour J. Ultrasound-guided intra-articular injections in the wrist in patients with rheumatoid arthritis: a double-blind, randomised controlled study. Ann Rheum Dis. 2008;67(8):1198-200.
32. Siegel HJ, Luck VJJr, Siegel ME. Advances in radionuclide therapeutics in orthopaedics. J Am Acad Orthop Surg. 2004;12:55-64.

LEITURAS SUGERIDAS

Anderson BC. Guide to arthrocentesis and soft tissue injection. Philadelphia: Elsevier; 2005. p.1-213.

Ayral X, Dougados M. Joint lavage. Rev Rhun. 1995;62:281-7.

Ayral X. Arthroscopy and joint lavage. Best Pract Res Clin Rheumatol. 2005;19(3):401-15.

Ayral X. Infiltrations: les tecniques. Levallois-Perret: Schering-Plough; 2001.

Ayral X. Knee osteoarthritis: eficacy and contribuition of local treatments. Presse Med. 1999;28:1195-200.

Balint PV, Kane D, Hunter J, Mcinnes IB, Field M, Sturrock RD. Ultrasound guided versus conventional joint and soft tissue fluid aspiration in rheumatology practice: a pilot study. J Rheumatology. 2002;29:2209-13.

Beliveau P. A comparison between epidural anesthesia with and without corticosteroid in the treatment of sciatica. Rheumatol PhysMed. 1971:11:40-3.

Bowman SJ, Wedderburn L. Whaley A, Grahame R, Newman S. Outcome assessment after epidural corticosteroid injection for low back pain and sciatica. Spine. 1993;18:1345-50.

Bradley JD, Heilman KD, Katz BP, G´Sell P, Wallick JE, Brandt KD. Tidal irrigation as treatment for knee osteoarthritis: a sham-controlled, randomized, double-blinded evaluation. Arthritis Rheum. 2002;46(1):100-8.

Brandt KD, Smith GN, Simon IS. Intraarticular injection of hyaluronan as treatment for knee osteoarthritis: what is the evidence? Arthritis Rheum. 2000;43(6):1192-203.

Brown FW. Management of diskogenic pain using epidural and intrathecal steroids. Clin Orthop. 1977;129:72-8.

Carborn D, Rush J, Lanzer W, Parenti D, Murray C. A randomized, single-blind comparison of the efficacy and tolerability of hylan G-F 20 and triamcinolone hexacetonide in patients with osteoarthritis of the knee. J Rheumatol 2004;31(2):333-43.

Chou R, Qaseem A, Snow V, Casey D, Cross JT Jr, Shekelle P, et al. Clinical Efficacy Assessment Subcommittee of the American College of Physicians; American College of Physicians; American Pain Society Low Back Pain Guidelines Panel. Diagnosis and treatment of low back pain: a joint clinical practice guideline from the American College of Physicians and the American Pain Society. Ann Intern Med. 2007;147(7):478-91.

Clunie G, Fischer M, EANM. EANM procedure guidelines for radiosynovectomy. Eur J Nucl Med Mol Imaging. 2003;30(3):BP12-16.

Courtney P, Doherty M. Joint aspiration and injection. Best Pract Res Clin Rheumatol. 2005;19(3): 345-69.

Cubukçu D, Ardiç F, Karabulut N, Topuz O. Hylan G-F 20 efficacy on articular cartilage quality in patients with knee osteoarthritis: clinical and MRI assessment. Clin Rheumatol. 2005;24(4):336-41. Epub 2004 Dec 14.

Delbarre F, Cayla J, Menkes C, Aignain M, Roucayrol JC, Ingrand J. La synoviothese par les radioisotopes. Presse Med. 1968;76:1045-50.

dos Santos MF, Furtado RN, Konai MS, Castiglioni ML, Marchetti RR, Natour J. Effectiveness of radiation synovectomy with samarium-153 particulate hydroxyapatite in rheumatoid arthritis patients with knee synovitis: a controlled randomized double-blind trial. Clinics (Sao Paulo). 2009;64(12):1187-93.

Dussault RG, Kaplan PA, Anderson MW. Fluoroscopy-guided Sacroiliac Joint Injections. Radiology. 2000;214:273-7.

Grassi M, Lamanna G, Farina A, Carvini C. Synovitis of small joints: sonographic guided diagnostic and therapeutic approach. Ann Rheum Dis. 1999;58:595-7.

Heuft-Dorenbosch LLJ, Vet HCW, van der Linden S. Yttrium radiosynoviorthesis in the treatment of knee arthritis in rheumatoid arthritis: a systematic review. Ann Rheum Dis. 2000;59:583-6.

Hilliquin P, Menkes CJ. Rheumatoid arthritis: evaluation and management: early and established disease. In: Klippel JH, Dieppe PA. Rheumatology. London: Mosby; 1994. p. 13.1-13.14. Section 3.

Hollander JL, Jessar RA, Restifo RA, Fort HJ. A new intra-articular steroid ester with longer effectiveness (abstract). Arthritis Rheum. 1961;4:422.

Ito R. The treatment of low back pain and sciatica with epidural corticosteroids onjection and its pathophysiological basis. Nippon Seikeigeka Gakkai Zasshi. 1971;45:769-77.

Jahangier ZN, Jacobs JWG, Lafeber FPJG, Moolenburgh JD, Swen WAA, Bruyn GAW, et al. Is radiation synovectomy for arthritis of the knee more efective than intraarticular treatment with glucocorticoids? Arthritis Rheum. 2005;52(11):3391-402.

Jones A, Regan M, Ledingham J, Patrtrick M, Manhire, Doherty M. Importance of placement of intra-articular steroid injections. BMJ. 1993;307:1329-30.

Jones AC, Pattrick M, Doehrty S, Doherty M. Intra-articular hyaluronic acid compared to intra-articular triamcinolone hexacetonide in inflammatory knee osteoarthritis. Osteoarthritis Cartilage 1995;3(4):269-73.

Konai MS, Santos MF, Furtado RN, Natour J. Intraarticular corticosteroid injection versus intramuscular administration in the treatment of rheumatoid arthritis patients with knee synovitis: a randomized double blind controlled study. Ann Rheum Dis. 2006;65(Suppl II):341.

Konai MS, Vilar Furtado RN, Dos Santos MF, Natour J. Monoarticular corticosteroid injection versus systemic administration in the treatment of rheumatoid arthritis patients: a randomized double-blind controlled study. Clin Exp Rheumatol. 2009;27(2):214-21.

Lavelle W, Lavelle ED, Lavelle L. Intra-articular injections. Med Clin North Am. 2007;91(2):241-50.

Liévre J-A, Bloch-Michel H, Pean G, Uro J. L'hydrocortisone en injection locale. Rev Rhum Mal Osteoartic. 1953;20:310-1.

Lindsay DJ, Ring EF, Coorey PFJ, Jayson MIV. Sinovial irrigation in rheumatoid arthritis. Acta Rheum Scand. 1971;17:169-74.

Llobet ME, Herce EM, Pericé RV. Técnicas de infiltração: manual prático. Rio de Janeiro: Guanabara Coogan; 2005. p. 1-104.

Lopes RV, Parmigiani L, Rosenfeld A, Fernandes ARC, Furtado RNV, Natour J. Intra-articular glucocorticoid injection: accuracy of the procedure performed under blind technique in peripheral joints. Ann Rheum Dis. 2007;66(Suppl II):566.

Luz KR, Nunes C, Rosenfeld A, Fernandes ACN, Furtado RNV, Natour J.Wrist intra-articular glucocorticoid injection using "blind" technique and ultrasound guided approach: a comparative study in patients with rheumatoid arthritis. Ann Rheum Dis. 2007;66(Suppl II):566.

Miskew DB, Block RA, Witt PF. Aspiration of infected sacro-iliac joint. J Bone Joint Surg Am. 1979;61a:1071-2.

Neleman PJ, Debie RA, Devet HC, Sturmans F. Injection therapy for subacute and chronic benign low back pain. Spine. 2001;26(5):501-15.

Ozturk C, Atamaz F, Hepguler S, Argin M, Arkun R. The safety and efficacy of intraarticular hyaluronan with/without corticosteroid in knee osteoarthritis: 1-year, single-blind, randomized study. Rheumatol Int. 2006;26(4):314-9. Epub 2005 Feb 10.

Parmigian L, Furtado RNV, Lopes RV, Ribeiro LHC, Natour J. Joint lavage in knee osteoarthritis: a randomized double-blind controlled study. Ann Rheum Dis. 2008;67(Suppl II):96.

Ravaud P, Moulinier L, Giraudeau B, Aryal X, Guerin C, Noel E, et al. Effects of joint lavage and steroid injection in patients with osteoarthritis of the knee: results of a multicenter, randomized, controlled trial. Arthritis Rheum. 1999;42:475-82.

Raza K, Lee CY, Pilling D, Heaton S, Situnayake RD, Carruthers DM, et al. Ultrasound guidance allows accurate needle placement and aspiration from small joints in patients with early inflammatory arthritis. Rheumatology. 2003;42:976-9.

Revel M, Auleley GR, Aloui S, Nguyen M, Duruoz T, ECK-MichauD S, et al. Injection péridurales sous pression dans les lombosciatiques avec fibrose post-opératoire. Rev. Rhum. 1996;63(4):295-302.

Schneider P, Farahati J, Reiners C. Radiosynovectomy in rheumatology, orthopedics and hemophilia. J Nucl Med. 2005;46(suppl 1):48S-54S.

See Y. Intra- synovial corticosteroid injections in juvenile chronic arthritis: a review. Ann Acad Med Singapore. 1998;27(1):105-11.

Silbergleit R, Mehta BA, Sanders WP, Talati SF. Imaging-guided injection techniques with fluoroscopy and CT for spinal pain management. Radiographics. 2001; 21(4):927-42.

Sociedade Brasileira de Anatomia.Terminologia Anatômica. Terminologia Anatômica Internacional. São Paulo: Manole; 2001. p. 1-248.

Strong WE, Wesley R, Winnie AP. Epidural steroids are safe and affective when given appropriately (letter). Arch Neurol. 1991;48:1012-3.

Van der Zant FM, Jahangier ZN, Moolenburgh JD, Swen WAA, Boer RO, Jacobs JWG. Clinical effect of radiation synovectomy of the upper extremity joints: a randomised, double-blind, placebo controlled study. Eur J Nucl Med Mol Imaging. 2007;34(2):212-18.

Wallen M, Gillies D. Intra-articular steroids and splints/rest for children with juvenile idiopathic arthritis and adults with rheumatoid arthritis. Cochrane Database Syst Rev. 2006;(1):CD002824.

Watts RW, Silagy CA. A meta-analysis on the efficacy of epidural corticosteroids in the treatment of sciatica. Anaesth Intens Care. 1995;23:564-9.

Weitof T, Uddenfeldt P. Importance of synovial fluid aspiration when injecting intra-articular corticosteroids. Ann Rheum Dis. 2000;59:233-5.